临床实用急危重症护理

赵玲芳　张宏伟　夏瑞波　主编

U0207559

汕头大学出版社

图书在版编目（CIP）数据

临床实用急危重症护理 / 赵玲芳，张宏伟，夏瑞波
主编. -- 汕头 ：汕头大学出版社，2023.3
　　ISBN 978-7-5658-4980-0

　　Ⅰ．①临… Ⅱ．①赵… ②张… ③夏… Ⅲ．①急性病
－护理②险症－护理 Ⅳ．①R472.2

中国国家版本馆CIP数据核字(2023)第050400号

临床实用急危重症护理

LINCHUANG SHIYONG WEIJI ZHONGZHENG HULI

主　　编: 赵玲芳　张宏伟　夏瑞波
责任编辑: 陈　莹
责任技编: 黄东生
封面设计: 中图时代
出版发行: 汕头大学出版社
　　　　　广东省汕头市大学路 243 号汕头大学校园内　邮政编码: 515063
电　　话: 0754-82904613
印　　刷: 廊坊市海涛印刷有限公司
开　　本: 710 mm×1000 mm　1/16
印　　张: 8.5
字　　数: 120 千字
版　　次: 2023 年 3 月第 1 版
印　　次: 2023 年 4 月第 1 次印刷
定　　价: 88.00 元
ISBN 978-7-5658-4980-0

目　录

第一章　胸腔积液的诊疗及护理

胸膜腔是由壁胸膜和脏胸膜所围成的封闭腔隙。正常人的胸膜腔内含有微量的液体，为 5~15 mL，对呼吸运动起到润滑作用，其产生与吸收常处于动态平衡状态。若由于全身或局部病变破坏了此种动态平衡，致使胸膜腔内液体形成过快或吸收过缓，临床则产生了胸腔积液（简称胸液）。胸腔积液是内科常见的临床征象，其中恶性胸腔积液是胸腔积液中常见的一种类型，在成人胸腔积液中占 38%~52%。

一、病因与发病机制

（一）病因

不仅胸膜本身的疾病可引起胸腔积液，邻近胸膜组织的任何疾病或器官异常都可产生胸腔积液。胸腔积液以渗出性胸膜炎最为常见；中青年患者中结核病尤为常见；中老年胸腔积液（尤其是血性胸液）应慎重考虑恶性病变与恶性肿瘤（如肺癌、乳腺癌、淋巴瘤等）向胸膜或纵隔淋巴结转移。根据胸腔积液的性质可分为漏出液和渗出液两大类。

（二）发病机制

胸液的形成主要取决于壁层和脏层毛细血管与胸膜腔内的压力梯度，有两种反方向的压力促使液体的移动，即流体静水压和胶体渗透压。壁胸膜毛细血管的流体静水压约为 30 cmH_2O，胶体渗透压约为 34 cmH_2O，胸腔内的流体静水压约为 -5 cmH_2O，因此两种压力产生的梯度＝流体静水压－胶体渗透压差＝［30－（－5）］－（34－5）＝6 cmH$_2$O，促使液体从壁胸膜的毛细血管向胸膜腔内移动，而脏胸膜受体循环的支气管动脉和肺循环的肺动脉双重血液供应，且以肺动脉供血为主。肺动脉的流体静水压较低（24 cmH$_2$O），因此脏胸膜在胸液的形成过程中基本不起作用。当疾病导致毛细血管静水压增加，血浆胶体渗透压降低，毛细血管通透性增加或淋巴回流受阻时，胸腔积液形成。

近年来实验研究，在正常情况下，胸液从壁胸膜体循环毛细血管滤过进入间质，再进入胸膜腔，胸液的回吸收是经过壁胸膜上的淋巴管引流，而不是由脏胸膜毛细血管吸收。病理情况下，炎症、右侧心力衰竭等导致胸液滤过率增加，当其超过胸膜淋巴管引流量时，即产生胸腔积液，为漏出液，当体循环毛细血管的蛋白渗出量增多时，即产生渗出液，此时胸腔积液的转运取决于静水压和胶体渗透压之间的压力梯度。

二、临床表现与诊断

（一）临床表现

1. 症状和体征

（1）积液<300 mL，可无症状，若>500 mL，患者渐感胸闷及活动后气喘，胸液量增多而压迫肺和心血管时症状加重，如气急、呼吸困难、胸闷、心悸。

（2）渗出性胸膜炎在初期时有与呼吸有关的胸痛，呈针刺样，随着液体的增加，胸痛减轻或消失。常伴有干咳和发热。

（3）病初触诊或听诊可发现胸膜摩擦感或胸膜摩擦音，产生积液后，摩擦音（感）消失，有积液体征。体征与积液量有关：患侧胸部饱满，呼吸运动受限，局部叩诊浊音或实音，呼吸音减低或消失，语音传导减弱，甚至气管、纵隔均移向健侧。

2. 辅助检查

（1）X 线检查：胸部 X 线检查可确诊。少量积液时肋膈角变钝，中等量积液可见大片致密阴影，肺底部积液可见患侧"膈肌"升高，改变体位胸腔积液可流动。

（2）超声波检查：是判断有无胸腔积液和指导胸膜腔定位穿刺的主要方法，可见液平段。

（3）胸腔穿刺术和胸腔积液检查：有助于确定胸腔积液的性质和病原，可明确为渗出液或漏出液。

（4）胸腔镜检查：是诊断胸膜腔疾病最直接、准确、安全、创伤小、并发症少的侵入性手术。

（5）胸膜活检：经皮胸膜活检对鉴别有无肿瘤及判定胸膜肉芽肿性病变有一定帮助。拟诊结核病时，活检标本除做病理检查外，尚可做结核菌培养。脓胸或有出血倾向者不宜做胸膜活检，必要时可经胸腔镜进行活检。

（6）免疫学检查：结核性与恶性胸腔积液时，T 淋巴细胞增多，尤以结核性胸膜炎最为显著，可高达 90%，且以 CD_4^+T 细胞为主。恶性胸腔积液中的 T 细胞功能受抑，其对自体肿瘤细胞的杀伤活性明显较外周血淋巴细胞为低，提示恶性胸腔积液患者胸腔内局部免疫功能呈抑制状态。系统性红斑狼疮及类风湿关节炎引起的胸腔积液中补体 C_3、C_4 成分降低，且免疫复合物的含量升高。

（二）诊断

（1）病史和体征可作为诊断的线索。

（2）进一步做 X 线检查或超声波检查来确定积液是否存在，明确积液部分及积液量。

（3）进一步行胸腔穿刺抽液及胸膜活检，明确是漏出液还是渗出液。

（4）如仍不能明确诊断，可行胸腔镜检查，观察胸膜表面的病理生理改变。

（5）如诊断不能明确，必要时可考虑局部开胸术并行胸膜活检。

三、治疗原则

胸腔积液为胸部全身疾病的一部分，病因治疗尤为重要。胸液较多者，可在病因治疗的基础上行胸腔穿刺抽液，以减轻患者症状。

（一）治疗原发病

漏出液在纠正病因后常可自行吸收。结核性渗出性胸膜炎应给予抗结核治疗，恶性胸腔积液的最佳治疗方案是进行全身化疗。

（二）胸膜腔穿刺抽液术

胸腔积液量多时，应适当穿刺抽液，减轻对肺组织的压迫；胸腔积液性质待定，穿刺抽液做实验室检查。

（三）胸腔闭式引流术

对于恶性胸腔积液者，胸液生长快，反复穿刺增加患者痛苦，可置胸腔引流管持续排放胸腔积液。

（四）胸膜粘连术

又称为胸膜腔闭锁术，是通过物理、化学或生化的方法使胸膜发生无菌性炎症，致脏胸膜和壁胸膜纤维化，促使胸膜产生粘连而闭锁胸膜腔，以控制胸腔积液再生长。

四、常见护理问题

（一）舒适的改变：胸痛

1. 相关因素

（1）胸膜炎所致。

（2）胸腔积液压迫致胸膜产生摩擦，刺激胸膜感觉神经末梢。

（3）胸腔闭式引流后管道牵拉。

（4）胸膜粘连术后药物刺激胸膜引起。

2. 临床表现

（1）查体：患侧呼吸运动受限，肋间隙饱满，语颤减弱或消失，心界叩不出，气管、纵隔向健侧移位。

（2）叩诊：积液区呼吸音减弱或消失。

3. 护理措施

（1）观察胸痛的程度，了解患者产生胸痛的原因及疼痛的性质。鼓励患者说出疼痛的部位、范围及程度。

（2）了解患者对胸部疼痛的控制能力、疲劳程度和应激水平。

（3）给予舒适的体位，如端坐位、健侧半卧位。

（4）嘱患者避免剧烈咳嗽、深呼吸，避免剧烈活动或突然改变体位。

（5）保持舒适安静的环境，减少不良刺激，保证患者充分休息。

（6）分散患者注意力，如听音乐、看书等，并指导患者交替使用减轻疼痛的方法。

（7）胸腔闭式引流的护理：①妥善固定导管，保持导管通畅，防止滑脱、扭曲，每天更换引流袋，每班倾倒引流液。更换或倾倒时注意关闭管道，防止空气逸入胸腔。②引流期间保持导管周围皮肤清洁干燥，每周更换敷料

2~3次，观察局部皮肤有无红、肿。③指导患者经常更换体位，协助离床活动，以利充分引流，促使肺部早日复张。注意引流袋不可高于伤口，防止逆行感染。④观察并记录引流液的量、色，积液量一次缓慢排出，一般速度不超过50 mL/min。

（8）胸膜粘连术的护理：①注入粘连剂后，需夹管4~6 h，每20~30分钟变动体位1次。体位变动顺序为俯卧—左侧卧—右侧卧，以使药物均匀分布在胸膜面上，然后继续引流。②通常注入粘连剂后，可出现强烈的胸膜无菌性炎症反应，表现为高热、剧烈胸痛等，一般2~3 d后缓解。③在胸腔积液引流过程中要注意保持引流管固定牢固，导管连接紧密，防止脱出，在翻身更换体位时尤应注意，避免空气进入胸膜腔。④当24 h内引流液<50 mL、无气体排出、液体波动小于2 cm且无呼吸困难症状时即可拔管。拔管后应注意保持局部敷料清洁、干燥。咳嗽时用手轻抚切口，以减轻疼痛，避免剧烈咳嗽。⑤加强营养，适当补充蛋白质、热量及水分，以促进机体康复。

（二）气体交换受损

1. 相关因素

（1）胸腔积液过多压迫组织，横膈运动受限。

（2）肿瘤、胸腔积液压迫使胸膜淋巴回流受阻。

（3）过多胸腔积液及胸膜炎致使肺组织弹性功能下降。

2. 临床表现

（1）呼吸困难、心悸、气短，胸壁运动受限，呈端坐呼吸。

（2）胸部患侧饱满，语颤音消失或减少，叩诊出现实音，听诊患侧呼吸音减弱或消失。

（3）气管、纵隔移位。

3. 护理措施

（1）给予舒适的体位，抬高床头，半卧位或健侧卧位，以利呼吸。

（2）遵医嘱吸氧 2~4 L/min，氧浓度为 35%~40%，保持输氧装置通畅，有效给氧。

（3）鼓励患者积极排痰，保持呼吸道通畅，以利呼吸。

（4）指导患者有意识地使用控制呼吸的技巧，如进行缓慢的腹式呼吸，并每天监督指导患者于餐前及睡前进行有效的咳嗽运动，每次 15~30 min。

（5）鼓励患者下床活动，增加肺活量，以防肺功能丧失。

（6）协助医师抽取胸腔积液，减轻患者肺组织受压的程度，同时做好其术前、术后护理。①穿刺部位选择：肩胛下角线第 7~8 肋间或腋中线第 5~6 肋间，必要时超声检查确定穿刺部位。②体位：协助患者反坐靠背椅上，双手平放于椅背上缘，危重患者可取半卧位，患侧上肢置于头颈部，使肋间隙增宽。③注意事项：一次抽液量不宜超过 1000 mL，以防纵隔复位太快，引起循环障碍（复张性肺水肿）；穿刺过程中避免患者咳嗽及体位转动，术中如出现连续咳嗽、胸闷、目眩、头晕、面色苍白、出冷汗、心悸、胸部剧痛等情况，应立即停止抽液，并做相应处理；抽液结束后嘱患者卧床休息，观察呼吸、脉搏等情况，穿刺点有无渗血或渗液，3 d 内避免洗澡，防止伤口感染。

（7）监测动脉血气分析值的改变。

（三）焦虑

1. 相关因素

（1）胸痛、呼吸困难、心悸、气短所致。

（2）患者对疾病知识缺乏，担心胸腔穿刺手术及其治疗效果。

2. 临床表现

（1）活动耐力逐渐下降，坐立不安。

（2）患者自诉有无助感，缺乏自信，神经过敏，不能放松，预感不幸，并且容易激动，没有耐心。

（3）注意力不集中，健忘，思维易中断。

3. 护理措施

（1）主动向患者及其家属介绍负责医师、护士及其住院环境，建立信任感。

（2）加强与患者沟通，鼓励患者说出焦虑的感受，并对患者表示理解。

（3）了解患者焦虑的程度，并帮助患者降低焦虑水平。

（4）提供安全舒适的环境，使患者感到安全。

（5）谈话时语速要缓慢，态度要和蔼，尽量解答患者提出的各种问题。

（6）尊重患者，允许其保留自己的意见。

（7）耐心向患者解释病情，消除其悲观、焦虑不安的情绪，配合治疗。

（8）当患者进行诊断和手术、检查及各种治疗护理前，耐心做好解释和宣教，消除其焦虑不安的情绪。

（9）指导患者使用放松技巧，如仰视、控制呼吸、垂肩、冷静地思考、改变说话的语音、搓脸、自我发泄等。

（10）必要时遵医嘱使用抗焦虑药，并仔细观察其药物疗效和不良反应。

五、健康教育

（一）疾病知识

正常状态下，胸膜腔仅有微量液体，在呼吸时可减少胸膜间的摩擦。这些微量的胸腔积液并不是静止的，它不断产生也不断被吸收，并保持动态平衡。任何病理情况加速其产生或减少其吸收时，则可使胸膜腔内的液体增多，造成胸腔积液。

（二）心理指导

此类患者病程长，呼吸困难、疼痛明显，尤其是癌性胸腔积液，身心都将承受痛苦和压力，因此常有焦虑、急躁的情绪，要多与患者沟通、交谈，增加信任感，向患者说明胸腔积液产生的原因，鼓励患者增强信心，消除不良心理，积极配合治疗。

（三）出院指导

（1）给予高蛋白、高维生素、高热量、营养丰富的食物。

（2）如有胸痛，可服用镇痛药，注意调整自己的情绪和行为，并采取减轻疼痛的合适卧位，如症状仍未缓解，应及时就诊。

（3）保持心情舒畅，情绪稳定，安排好生活起居，适当进行户外活动。

（4）每2个月复查1次胸腔积液。

第二章 睡眠呼吸暂停综合征的诊疗及护理

睡眠呼吸暂停综合征（sleep apnea syndrome，SAS）是指各种原因导致睡眠状态下反复出现呼吸暂停和（或）低通气，引起低氧血症、高碳酸血症，从而使机体发生一系列病理生理改变的临床综合征。SAS 患者在每晚 7h 的睡眠过程中，呼吸暂停及低通气反复发作在 30 次以上，或睡眠呼吸暂停低通气指数（apnea hypopnea index，AHI）（即平均每小时睡眠中的呼吸暂停加上低通气次数）≥5 次/小时。病情逐渐发展可出现肺高压、肺源性心脏病、呼吸衰竭、高血压、心律失常等严重并发症，SAS 分类见表 2-1。

表 2-1　SAS 分类

分类	表现
阻塞性睡眠呼吸暂停综合征（obstructive sleep apnea syndrome，OSAS）	鼻和口腔无气流，但胸腹式呼吸依然存在
中枢性睡眠呼吸暂停综合征（central sleep apnea syndrome，CSAS）	鼻和口腔气流与胸腹式呼吸运动同时暂停
混合性（mixed type）睡眠呼吸暂停综合征	在一次呼吸暂停的过程中，开始出现中枢呼吸暂停（或阻塞性呼吸暂停），继之出现阻塞性呼吸暂停（或中枢性呼吸暂停）

一、病因与发病机制

（一）病因

1. OSAS

多数有神经系统或运动系统的病变，如 Ondine curse 综合征、脊髓灰质炎、脑炎后遗症、膈肌的病变、肌强直性营养不良、重症肌无力。

2. CSAS

多数有上呼吸道特别是鼻、咽部狭窄的病理基础，如鼻中隔偏曲、鼻息肉等引起鼻部狭窄；咽部狭窄，如扁桃体肥大、咽部松弛、腭垂（悬雍垂）过长等，舌体肥大、舌根部肿瘤、舌后坠等引起咽腔狭窄；颌面部发育畸形，如小颌畸形等；肥胖。小儿多由于扁桃体肥大及腺样体肥大引起。

（二）主要危险因素

（1）肥胖：体重超过标准体重的 20% 或体重指数（body mass index，BMI）$\geq 25 kg/m^2$。

（2）年龄：成年后随年龄增长患病率增加；女性绝经期后患病者增多，70 岁以后患病率趋于稳定。

（3）性别：男性患病者明显多于女性。

（4）家族史。

（5）长期大量饮酒和（或）服用镇静催眠药物。

（6）长期大量吸烟。

二、临床表现与诊断

（一）临床表现

阻塞性睡眠呼吸暂停的诊断并不困难，症状典型，而且主要的危险因素相对明显，有睡眠呼吸暂停的患者有白天和夜间的症状，主要有以下表现：大声、习惯性打鼾；目击的呼吸暂停；夜间唤醒；睡眠期间的窒息发作；夜尿，不能恢复精力的睡眠、晨起头痛；白天过度嗜睡；交通和（或）工作相关的事故；易激怒、记忆力差、性格改变。

（二）诊断

阻塞性睡眠呼吸暂停综合征还需要通过多导睡眠图来诊断。当患者在睡眠时，记录各种信号，包括脑电、眼动、肌电、呼吸气流、呼吸努力、动脉氧饱和度、鼾声、心电图、下肢肌电，根据这些记录，评测呼吸暂停、低通气和与鼾声相关的微觉醒等。

诊断标准如下：

（1）推测诊断：病史、体征和入睡后观察 15 min 以上。

（2）明确诊断：多导睡眠图，包括脑电图、眼动图、肌电图、心电图、鼻和口腔气流、胸腹式呼吸、脉搏、血氧饱和度。

（3）其他检查方法：X 线、CT、MRI、鼻咽镜。

三、治疗原则

（一）减少危险因素的治疗

对患有高血压、心脑血管疾病者，应积极对症治疗。降低血压，消除心律失常，控制血糖。纠正引起 OSAS 或使之加重的基础疾病，如应用甲状腺素治疗甲状腺功能减退症等。

（二）一般性治疗

对每一位 OSAS 患者均应进行多方面的指导，包括减肥、控制饮食和体重、适当运动，戒酒、戒烟、停用镇静催眠药物及其他可引起或加重 OSAS 的药物；侧卧位睡眠；适当抬高床头；白天避免过度劳累。

（三）口腔矫治器

适用于单纯鼾症及轻度的 OSAS 患者（AHI<15 次/小时），特别是有下颌后缩者。对于不能耐受包括持续正压通气（CPAP）、不能手术或手术效果不佳者可以试用。禁忌证是患有颞颌关节炎或功能障碍者。优点是无创伤、价格低；缺点是由于矫正器性能不同及不同患者的耐受情况不同，效果也不同。

（四）气道内正压通气治疗

包括持续正压通气（CPAP）和双水平气道正压通气（BiPAP），以经口鼻 CPAP 最为常用。

（五）外科治疗

条件许可的情况下，应按"两步走"的方式进行手术治疗。我国最常用的手术方式是腭垂腭咽成形术（UPPP）及其改良手术，如 pillar 生物钉手术，但是这类手术仅适合于上呼吸道口咽部阻塞（包括咽部黏膜组织肥厚、咽腔狭小、腭垂肥大、软腭过低、扁桃体肥大）并且 AHI<20 次/小时者；肥胖者及 AHI>20 次/小时者均不适用。对于某些非肥胖儿口咽部阻塞明显的重度 OSAS 患者，可以考虑在应用 CPAP 治疗 1~2 个月后，其夜间呼吸暂停及低氧已基本纠正的情况下试行 UPPP 治疗，但手术后需严密随访，一旦失败应立即恢复 CPAP 治疗。对于严重的 OSAS 患者由于无法适应 CPAP 或 Bi-

PAP，或不适于行 UPPP，或为防止 UPPP 及其他外科手术时发生意外可考虑进行气管造口。

（六）药物治疗

主要是通过改变睡眠结构和呼吸的神经控制功能，疗效尚不肯定，且有不同程度的不良反应，如黄体酮、肺达宁、抗抑郁药物丙烯哌三嗪及氨茶碱。

（七）合并症治疗

合并高血压应注意控制血压；合并冠心病者应给予扩冠治疗及其他对症治疗。

四、常见护理问题

（一）睡眠型态紊乱

1. 相关因素

与患者夜间憋醒、白天嗜睡导致睡眠周期改变有关。

2. 临床表现

白天嗜睡，疲乏无力，睡眠过程中反复出现呼吸停止现象而多次易惊醒或被憋醒、睡眠时出现异常动作（周期性腿动和不安腿综合征）。

3. 护理措施

（1）避免服用镇静催眠药物及肌肉松弛药，勿饮酒、吸烟，如有局部气道解剖性狭窄以及肥大的扁桃体和腺样体等，应及时就医治疗。

（2）保持周围环境安静，病室内温度舒适，被子厚度合宜。

（3）建立比较规律的活动和休息时间表：①在病情允许的情况下适当增加白天的身体活动量。②尽量减少白天的睡眠次数和时间。夜间合理安排护理措施，尽量集中进行，护士说话、走路、操作、关门等动作应轻柔，尽量避免不必要的打扰。

（4）督促患者取右侧卧位，对不具备 CPAP 呼吸机治疗条件者遵医嘱宜采取夜间持续吸氧，预防及减轻低氧血症。

（5）饮食：避免暴饮暴食，晚餐不宜过饱。肥胖者应减肥，保持鼻腔通畅。

（6）促进睡眠的措施：①减少睡前的活动量；②睡前喝一杯热牛奶，避免饮咖啡、浓茶；③热水泡脚、洗热水澡、背部按摩等；④听轻音乐；⑤指导患者使用放松技术，如缓慢地深呼吸，全身肌肉放松等；⑥限制晚间饮水量。

（二）知识缺乏

1. 相关因素

患者缺乏特定睡眠呼吸暂停的相关知识及对自身疾病现状不了解。

2. 临床表现

患者否认患有此疾病，忽略、不重视，表现为漫不经心，自认为只是打鼾引起的，不严重，未及时就医治疗。

3. 护理措施

（1）评估患者及其家属对呼吸暂停综合征的认识程度和接受知识的能力。向患者及其家属讲解此病的发病机制、症状、不良后果及有关危险因素。

（2）教育患者了解睡眠监测的检查方法、过程和注意事项，指导患者按实验要求配合检查以确保实验结果的可靠性。

①心理护理：为了提高患者对睡眠监测检查的了解程度，消除紧张情绪，可先简明地介绍检查的方法及过程，告知此检查是无痛苦、无风险的，消除患者的顾虑，增加患者接受正确监测的顺从性。②检查前注意事项：预约检

查的患者均发放"睡眠监测注意事项"，并详细讲解。嘱患者监测前要做好个人清洁工作，头发、面部要仔细清洗，减少油脂残留，女士不要化妆，不要佩戴各种首饰，男士剃须，以免电极脱落和干扰监测结果，不要涂指甲油，以免影响血氧饱和度的判断。③监测当天不要午睡，或缩短午睡时间，有睡前饮茶、咖啡及酒类等饮料习惯的人不必绝对禁止，但要酌情减量，有睡前服镇静催眠药习惯者可改服思诺思，因此药可诱导睡眠但不影响睡眠结构，若因环境或连接电极不适原因而入睡困难者也可服用此药，可自带宽松的睡衣及拖鞋，监测前减少饮水量，避免起夜。④提供舒适的监测睡眠环境。

（3）体位训练：抬高患者的头部和胸部。采用与水平成 30°～40°角的睡姿，或采用活动躺椅，或采用特殊的枕头固定头姿，再者使用只能侧卧的高背沙发能取得较好的效果。

（4）减肥：患者体重减轻 10%，呼吸暂停次数减少 50%。告知患者坚持锻炼，饮食清淡。

（5）预防：对患有鼻炎、鼻窦炎、感冒等上呼吸道疾病者应及时治疗，解除呼吸道阻塞情况，保持鼻腔、气道通畅。

（6）药物知识：为患者讲解常用药物的作用及不良反应。

（7）呼吸肌训练：呼吸运动可以强化横膈呼吸肌，增强呼吸肌肌力和耐力，改善低通气。①腹部呼吸：平躺，双手平放在身体两侧，膝弯曲，脚平放于地板上；用鼻连续吸气，但胸部不扩张；锁紧双唇，慢慢吐气直到吐完；重复以上动作 10 次。②向前弯曲运动：坐在椅子上，背伸直，头向前倾，双手放在膝上；由鼻吸气，扩张上腹部，胸部保持直立不动，由口将气慢慢吹出。③侧扩张运动：坐在椅上，将手掌放在左右两侧的最下肋骨，吸气，扩张下肋骨，然后由嘴吐气，收缩上胸部和下肋骨；用手掌下压肋骨，可将肺底部的空气排出；重复以上动作 10 次。

（8）及时与患者家属沟通：当患者出现响亮而不均匀的打鼾声，睡眠过程中出现呼吸停止现象、睡眠时异常动作，白天嗜睡、疲乏无力，头脑昏昏沉沉，夜间遗尿，晨起口干、头痛、头晕等时应及时就医，并注意喘鸣（咽、喉或气管异常声音），喘鸣意味着机体即将发生呼吸暂停和猝死的警告。

（9）告知患者戒酒的意义，因为乙醇通过舌下神经，选择性降低呼吸道扩张肌的活性，降低上呼吸道扩张肌对低氧和高碳酸血症的反应性，从而使上呼吸道发生闭合和萎陷，而且乙醇还能抑制觉醒反应，所以患者应戒酒，对嗜酒成性者，要限制饮酒量，同时保证在睡前 3 h 内不饮酒。

（三）有受伤的危险

1. 相关因素

与患者夜间睡眠行为异常有关。

2. 临床表现

表现为惊叫、夜游。

3. 护理措施

（1）加强巡视，密切观察患者的睡眠中有无异常行为的发生。

（2）如发现异常行为，夜间应给予陪护。

（3）夜间为患者加防护栏保护，睡眠时头部用枕头保护。

（4）给予患者安全的环境，留有夜灯照明。

（四）个人应对能力失调

1. 相关因素

与睡眠质量降低导致神经系统功能失调，疲乏，性格、能力改变有关。

2. 临床表现

反应迟钝、个性改变，记忆、判断、警觉和抽象推理能力下降，以注意力、解决复杂问题的能力和短期记忆力损害最为明显。口语流利程度、操作和运动能力下降。

3. 护理措施

（1）护士应重视心理疏导，经常与患者沟通，与患者共同探讨控制情绪和减轻压力的方法，指导和帮助患者处理突发事件，指导患者学会进行自我心理调节，增强应对的能力。

（2）应与家属多交流，增强患者的社会支持能力；要理解患者现状，应多关心、爱护患者，给予患者心理支持，增强其治疗疾病的信心。

（3）指导患者尽量不要从事一些需长时间集中精力的工作，如长途驾驶。

（五）潜在并发症：心绞痛、心肌梗死、顽固性高血压、脑血栓

1. 相关因素

（1）与频繁发生心肌缺血和血氧饱和度下降有关。

（2）与 OSAS 患者随睡眠时反复发作的呼吸暂停，伴随的低氧血症、高碳酸血症，通过反馈机制，刺激主动脉弓和主动脉体的化学感受器，影响脑干及心血管中枢，使得交感神经张力增加有关。

（3）与睡眠呼吸暂停造成低氧，刺激骨髓，使得红细胞产生增多发生红细胞增多症，血液黏度增加、血液流动性降低有关。

2. 临床表现

反复出现呼吸暂停现象，动脉血氧饱和度仅 30% 左右，动脉血气分析异常，血压升高，重者出现脑缺氧，以致昏迷、抽搐甚至死亡。

3. 护理措施

（1）密切观察病情变化，夜间应加强巡视，除观察呼吸运动外还应警惕脑血管病及心脏疾病的发生。

（2）住院患者在治疗前、吸氧、气道持续加压（CPAP）呼吸机治疗的

不同状态下，可进行整夜多导睡眠仪（PSG）监测并进行分析，在 SAS 整夜呼吸紊乱中，零点以后其危险因素大大增加，出现严重低氧血症，血压升高，心律失常，尤其是呼吸暂停时间延长、次数增加，应加强巡视，密切监测血压、心率、呼吸等生命体征的变化。

（3）睡眠时嘱患者侧卧位，遵医嘱吸氧，以改善低氧血症。有条件者可以进行 CPAP 呼吸机治疗，使呼吸调节障碍得到明显的改善。

（4）平时可指导患者进行呼吸肌训练，增加呼吸肌肌力和耐力，从而增加通气能力，改善低通气。

五、健康教育

（一）心理指导

部分患者发病前心情开朗，发病后因为睡眠紊乱导致日间反应迟钝、个性改变，情绪紧张、焦虑，护士应经常与患者沟通，做好心理疏导，并与家属交流，给予患者社会支持。

（二）饮食指导

食物宜清淡，制订相应的减肥计划，指导患者有效地减肥，进行合理的饮食搭配，提倡低脂肪、适量蛋白质饮食。糖类不可过多限制，因为糖类提供锻炼时肌肉所需要的能量，而且还是纤维素的一个极好来源。纤维素能够加速食物通过消化道，减少热量和脂肪的吸收，使胰岛素水平稳定，抑制脂肪的储存，以及降低血脂的水平。

（三）用药指导

为患者讲解常用药物的作用及不良反应。

氨茶碱作用是兴奋呼吸中枢，对脑干损害引起的睡眠呼吸暂停有效，不良反应是头晕、心悸、心律失常，甚至血压剧降、谵妄、惊厥；乙酰唑胺作用是增加颈动脉体活动，不良反应是四肢麻木、食欲欠佳、困倦；等等。

（四）休息与活动指导

（1）睡觉时应尽量取右侧卧位。将床头摇高，头部抬高 10 cm，家里的床可在床头的床脚下垫砖等，也可试着在晚上戴颈兜，这样可使颈部前伸，避免使用使颈部屈曲的厚枕头。

（2）冬季气候干燥，易发生呼吸道炎症，从而加重呼吸道阻力，导致睡眠呼吸障碍加重，因此应保持房间湿度，外出注意保暖，防止感冒。

（3）鼓励患者早期下床活动，并告知患者出院后做轻柔持久的有氧运动，才能有效地消耗多余的脂肪，如慢跑、散步、骑自行车、游泳、打太极拳等。活动的要求：①有足够的氧气，最好在室外；②每次坚持 30~60 min；③运动时心率小于 150 次/分。不宜做运动的时间有饥饿时、饭前、睡觉前。

（五）出院指导

（1）改善睡眠环境。

（2）合理休息，尽量减少白天的睡眠，适当运动。

（3）进食富含蛋白质、维生素的清淡饮食，少量多餐。

（4）正确服药，注意药物的不良反应。

（5）定期门诊随访，预防心脑血管病的发生。

第三章　肺部感染的诊疗及护理

呼吸系统的结构精细复杂，包括鼻、咽、喉、气管、支气管、肺、胸膜及胸膜腔等。呼吸系统的任何部位均可发生感染，气管以上部位的感染可统称为上呼吸道感染；支气管及其以下部位的感染可统称为下呼吸道感染，下呼吸道感染习惯上也称为肺部感染。在我国，以细菌感染性疾病最为常见。

第一节　急性气管–支气管炎

一、病因与发病机制

（一）病因

1. 感染

常见致病细菌为流感嗜血杆菌、肺炎球菌、链球菌、葡萄球菌等。

2. 物理、化学因素

过冷空气、粉尘、刺激性气体或烟雾（如二氧化硫、二氧化氮、氨气、氯气等）的吸入。

3. 变态反应

花粉、有机粉尘、真菌孢子等的吸入；钩虫、蛔虫的幼虫在肺移行；对细菌蛋白质的过敏等。

（二）发病机制

由病毒、细菌直接感染，也可因急性上呼吸道感染的病毒或细菌蔓延，在机体气管–支气管防御功能受损时发病。也可由于吸入某些过敏物质如花粉、刺激性气体等，引起气管–支气管的过敏炎症反应。

二、临床表现

（一）病史

有急性上呼吸道感染史。

（二）症状和体征

（1）初期表现为急性上呼吸道感染症状，全身症状轻微，早期干咳或咳少量黏液性痰，2~3d 后可转为黏液脓性痰，量增多，在晨起时或夜间咳嗽常常较为显著，咳嗽剧烈时伴有恶心、呕吐及胸部、腹部肌肉疼痛。

（2）如支气管发生痉挛，可有哮鸣音和气急。

（3）体检两肺呼吸音粗糙，可有散在干、湿啰音，啰音部位常不固定，咳痰后可减少或消失。

（4）4~5d 全身症状消退，咳嗽和咳痰可延续 2~3 周才消失。

（三）实验室检查

白细胞计数和分类多无明显改变。细菌性感染时白细胞计数和中性粒细胞比例均升高。

（四）辅助检查

X 线胸片检查大多数正常或肺纹理增粗。

三、治疗原则

急性气管–支气管炎的主要临床特征为持久和严重的咳嗽，影响患者的休息和工作，其治疗原则是控制感染、祛痰、止咳、解痉、平喘和增强机体的免疫功能。

（一）一般治疗

注意休息和保暖，多饮水。

（二）对症治疗

患者有全身症状时，给予补充液体和应用退热药物。适当使用镇咳药物，对久咳不愈的患者，必要时使用可待因。痰量较多或痰稠不易咳出时可应用祛痰药，如氨溴索或溴己新，也可用雾化疗法帮助祛痰。

（三）抗菌药物治疗

研究表明，抗生素与支气管扩张药的疗效是一致的，对缓解症状并无显著性差别，在治疗时应避免滥用抗生素。如果出现发热、脓性痰和重症咳嗽时，根据感染的病原体，可选用抗菌药物治疗，如红霉素、克拉霉素、阿奇霉素等，一般口服有效。

四、常见护理问题

（一）睡眠型态紊乱

1. 相关因素

咳嗽、咳痰频繁；环境刺激。

2. 临床表现

患者主诉睡眠差；晨起精神萎靡，白天昏昏欲睡；咳嗽、咳痰。

3. 护理措施

(1) 观察患者日常的睡眠型态及扰乱睡眠的相关因素。

(2) 提供有助于休息的睡眠环境，避免大声喧哗，保持周围环境的安静、舒适。

(3) 注意保暖，避免受凉，避免尘埃和烟雾等刺激，以免诱发咳嗽。

(4) 避免饮用浓茶、咖啡等饮料，禁食辛辣刺激性食物。

(5) 指导患者促进睡眠或入睡的方式：睡前喝牛奶、热水泡足、听音乐等。

(6) 有计划地安排护理活动和治疗，尽量减少对患者睡眠的干扰。

(7) 护士做到四轻：说话轻、走路轻、关门轻、操作轻。

(8) 必要时按医嘱使用镇咳药、镇静催眠药，观察药物疗效及不良反应。

(二) 清理呼吸道无效

1. 相关因素

与痰液黏稠、咳嗽无力、咳嗽方式无效、年老体弱等有关。

2. 临床表现

咳嗽、咳痰费力，不易咳出，喉部有痰鸣音；精神差，焦虑不安。

3. 护理措施

(1) 观察痰液颜色、性状、量、气味及其咳嗽的频率、程度。

(2) 改善环境，保持空气流通，温湿度适宜。

(3) 给予高蛋白、富含维生素饮食，多饮水，每天饮水量>1500 mL，以利痰液稀释。

（4）指导有效咳嗽。

（5）胸部叩击与胸壁振荡。

（6）湿化呼吸道：适用于痰液黏稠不易咳出者。使用压缩空气雾化或超声雾化、氧气驱动雾化吸入，指导患者正确的雾化吸入疗法。

（7）按医嘱留取新鲜痰标本进行培养和药敏试验，并根据药敏试验使用抗生素，观察药物疗效及不良反应。

（三）有感染的危险

1. 相关因素

与痰液潴留、呼吸道防御系统受损有关。

2. 临床表现

体温升高>37.5 ℃，白细胞数升高；咳嗽、咳痰加剧，痰液黏稠且有脓性分泌物，或痰呈黄色或黄绿色；呼吸困难。

3. 护理措施

（1）保持病室空气新鲜，每天通风 2 次，每次 15～30 min，并保持适宜的温度、湿度。

（2）鼓励患者有效地咳嗽，及时咳出痰液和呼吸道分泌物，避免痰液潴留。

（3）接触患者前后要洗手，减少感染因素。

（4）嘱患者进食高热量、高蛋白、高维生素、易消化的饮食，增强机体抵抗力，同时多饮水，促进毒物排泄。

（5）观察患者的体温变化和肺部感染表现。

五、健康教育

（1）坚持有规律、合理的身体锻炼，坚持冷水浴、冷水洗脸，提高机体预防疾病能力及对寒冷的适应能力，增强体质。坚持群众性的体育活动，如体操、养生功等。

（2）注意保暖，防止感冒，是预防急性气管-支气管炎的有效措施。

（3）做好个人防护，避免受凉、淋雨、过度疲劳、吸烟等诱发因素和吸入过敏原，吸烟者戒烟。

（4）改善劳动环境卫生，防止空气污染。在感冒流行季节，尽量少去公共场所，防止交叉感染。

第二节　肺　炎

肺炎是一种常见的、多发的感染性疾病，是指肺泡腔和间质组织的肺实质感染。

一、肺炎的分类

（一）按感染来源分类

（1）细菌性肺炎：占成人各类病原体肺炎的80%，其重要特点是临床表现多样化、病原谱多元化、耐药菌株不断增加。

（2）真菌性肺炎：真菌引起的疾病是真菌病，肺部真菌病占内脏深部真菌感染的60%以上，大多数为条件致病性真菌，以念珠菌和曲霉菌最为常见，除了可由多种病原体引起外，其他如放射性因素、化学因素、过敏因素等亦能引起肺炎。

（3）非典型肺炎：是指由支原体、衣原体、军团菌、立克次体、腺病毒以及其他一些不明微生物引起的肺炎。

（二）按获病方式分类

（1）医院获得性肺炎：亦称为医院内肺炎，是指患者入院时不存在、也不处于感染的潜伏期，入院48h后在医院（包括老年护理院、康复院）内发生的肺炎。我国医院获得性肺炎发病率为1.3%～3.4%，是第一位的医院内感染（占29.5%）。

（2）社区获得性肺炎：又称为院外肺炎，是指在医院外罹患的感染性肺实质炎症，包括有明确潜伏期的病原体感染而在入院后平均潜伏期内发病的肺炎。

（三）按解剖部位分类

可分为大叶性肺炎、小叶性肺炎和间质性肺炎。

二、病因与发病机制

（一）病因

（1）健康人体对病原微生物具有较强的抵抗力，当患者出现机体免疫力下降时可造成病原微生物的条件致病。

①免疫功能受损：受寒、饥饿、疲劳、醉酒、昏迷、毒气吸入等。

②患者有基础疾病：肺结核、恶性肿瘤、糖尿病、营养不良、烧伤等。

③长期大量使用广谱抗生素。

④使用肾上腺皮质激素/免疫抑制药、放射治疗或化学治疗后、器官移植、导管插管等情况。

⑤进入下呼吸道的病原菌毒力较强或数量较多时，感染发病。

（2）医院获得性肺炎的产生，其危险因素除了有宿主因素外，还包括医源性因素，如长期住院或长期住 ICU；进行机械通气；人工气道；长期经鼻咽腔留置胃管；曾接受抗生素、糖皮质激素或免疫抑制药治疗；使用 H_2 受体拮抗药等。

(二) 发病机制

微生物在肺内的感染途径可分为 3 种类型。

1. 内源性感染

口咽部定植菌吸入，即正常人口腔和上呼吸道寄生的微生物进入下呼吸道导致感染，是肺炎最重要的发病机制。

2. 外源性感染

带菌气溶胶吸入，即患者吸入带菌的粉尘引起感染。

3. 继发性感染

体内其他部位已存在感染，经过血行或淋巴系统播散至肺，或者邻近气管的感染直接蔓延侵犯肺。

三、临床表现与诊断

(一) 临床表现

1. 症状和体征

肺炎因病因不同，起病急缓，痰液性质，并发症（末梢循环衰竭、胸膜炎或脓胸、菌血症等）有无等可有不同，但其有很多的共同表现，需要指出的是肺炎的临床表现、实验室和影像学所见对医院获得性肺炎（hospital acquired pneumonia，HAP）的诊断特异性甚低，尤其应注意排除肺不张、心力衰竭和肺水肿、基础疾病肺侵犯、药物性肺损伤、肺栓塞和成人型呼吸窘迫综合征等。粒细胞缺乏、严重脱水患者并发 HAP 时 X 线检查可以阴性，卡氏孢子虫肺炎有 10%~20% 的患者 X 线检查完全正常。当出现重症肺炎症状时，需密切观察，积极救治。

2. 典型的症状和体征

金黄色葡萄球菌肺炎为黄色脓性痰；肺炎链球菌肺炎为铁锈色痰常伴口唇单纯疱疹；肺炎杆菌肺炎为砖红色黏冻样痰；铜绿假单胞菌肺炎呈淡绿色痰，厌氧菌感染痰常伴臭味。

3. 实验室检查

（1）血常规：白细胞总数和中性粒细胞多有升高，伴或不伴核左移，部分可见中毒颗粒。支气管肺泡灌洗液定量培养和保护性毛刷定量培养可诊断。老年体弱者白细胞计数可不升高，但中性粒细胞百分比仍高。肺部炎症显著但白细胞计数不升高常提示病情严重。

（2）痰培养：痰细菌培养结合纤支镜取标本检查，诊断的敏感性和特异性较高。必要时做血液、胸腔积液细菌培养可明确诊断。真菌培养为诊断真菌感染的金标准。

（3）血清学检查：对于衣原体感染、军团菌肺炎等进行补体结合试验、免疫荧光素标记抗体检查可协助诊断。

（4）辅助检查：胸部 X 线可显示新出现或进展性肺部浸润性病变。肺部病变表现多样化，早期间质性肺炎，肺部显示纹理增加及网织状阴影，后发展为斑点片状或均匀的模糊阴影，近肺门较深，下叶较多。约 50% 为单叶或单肺段分布，有时浸润广泛、有实变。儿童可见肺门淋巴结肿大。少数病例有少量胸腔积液，肺炎常在 2~3 周消散，偶有延长至 4~6 周者。

（二）诊断

1. 病史

年龄>65 岁；存在基础疾病或相关因素，如慢性阻塞性肺疾病（COPD）、糖尿病，慢性心、肾功能不全，慢性肝病、一年内住过院、神志异常、脾切除术后状态、长期嗜酒或营养不良。

2. 体征

呼吸频率>30 次/分，脉搏 ≥120 次/分，血压<90/60 mmHg，体温 ≥40 ℃或≤35 ℃，意识障碍；存在肺外感染病灶如脑膜炎甚至败血症（感染中毒症）。

3. 实验室和影像学异常

血白细胞计数>20×10⁹/L；血肌酐>106 μmol/L 或血尿素氮>7.0 mmol/L，血红蛋白<90 g/L 或血细胞比容<0.30，血浆白蛋白 25 g/L，有感染中毒症状或弥散性血管内凝血的证据，如血培养阳性、代谢性酸中毒、凝血酶原时间和部分激活的凝血活酶时间延长、血小板减少；X 线胸片病变累及一个肺叶以上、出现空洞、病灶迅速扩散或出现胸腔积液。

如果肺炎患者需要呼吸支持（急性呼吸衰竭、气体交换恶化伴高碳酸血症或持续低氧血症）、循环支持（血流动力学障碍、外周低灌注）和需要加强监护与治疗（肺叶引起的感染中毒症状或基础疾病所致的其他器官功能障碍）则可认为是重症肺炎。

四、治疗原则

细菌性肺炎治疗主要选择敏感抗菌药物及对症支持治疗。真菌性肺炎治疗目前尚无很理想的药物，临床所见真菌肺炎常继发于大量广谱抗生素、肾上腺皮质激素、免疫抑制药等的应用，也可因体内留置导管而诱发，因此本病的预防比治疗更为重要。

（一）一般治疗

去除诱发因素，治疗基础疾病，调整免疫功能。

（二）对症治疗

加强营养支持，进食高能量、富含维生素、易消化的饮食；补充液体，维持水、电解质、酸碱平衡，对病情较重、病程较长、体弱或营养不良者应输新鲜血或血浆，或应用人血白蛋白。合并休克患者应注意保证有效血容量，应用血管活性药物及正性肌力药物。当有呼吸急促或有缺氧、发绀时给予氧疗，必要时给予机械通气治疗；高热时给予物理或药物降温，注意祛痰，采取的体位应有利于引流排痰，结合药物祛痰，必要时可经支气管镜或人工气道吸痰、冲洗，当有剧咳或有剧烈胸痛时方可考虑加用镇咳药物。

（三）抗生素治疗

抗菌治疗是决定细菌性肺炎预后的关键，正确选择和及早使用抗菌药物可降低病死率。治疗疗程根据病情轻重、感染获得来源、病原体种类和宿主免疫功能耐药金黄色葡萄球菌（MRSA）状态等有所不同，轻、中度肺炎可在症状控制后 3~7 d 停药，病情较重者常需 1~2 周，金黄色葡萄球菌肺炎、免疫抑制宿主、老年人肺炎疗程适当延长；吸入性肺炎或伴肺脓肿形成、真菌性肺炎时，总疗程则需数周至数月；抗感染治疗 2~3 d 后，若临床表现无改善甚至恶化，应调换抗感染药物；若已有病原学检查结果，则根据病原菌体外药敏试验选用敏感的抗菌药物。

1. 轻至中度肺炎常见病原菌

包括肠杆菌科细菌、流感嗜血杆菌、肺炎链球菌、甲氧西林敏感金葡菌（MSSA）。治疗抗生素可选择：①第二代及不具有抗假单胞菌活性的第三代头孢菌素（头孢噻肟、头孢曲松等）；②β 内酰胺类和 β 内酰胺酶抑制药（如氨苄西林和舒巴坦）；③氟喹诺酮类（环丙沙星和诺氟沙星）或克林霉素联合大环内酯类。

2. 重症肺炎常见病原菌

包括铜绿假单胞菌、耐药金黄色葡萄球菌（MRSA）、不动杆菌、肠杆菌属细菌、厌氧菌。治疗抗生素可选用喹诺酮类或氨基糖苷类联合下列药物之一：①抗假单胞菌 β 内酰胺类，如头孢他啶、头孢哌酮、哌拉西林、替卡西林、美洛西林等；②广谱 β 内酰胺类和 β 内酰胺酶抑制药（克拉维酸、头孢哌酮、哌拉西林和他唑巴坦）配伍；③碳青霉烯类（如亚胺培南）；④必要时联合万古霉素（针对 MASA）；⑤当估计真菌感染可能性大时应选用有效抗真菌药物。

（四）抗真菌药物治疗

抗真菌药物具有较强的肝肾毒性，必须谨慎选择用药时机和药物类型。

（五）其他治疗

对休克型肺炎应及时抢救，控制感染；选择性病例应给予手术治疗。

五、常见护理问题

（一）体温过高

1. 相关因素

与细菌侵入肺泡所致炎症反应、抵抗力下降有关。

2. 临床表现

口腔温度持续在 39~40 ℃，1 d 内体温波动范围在 1 ℃以内；颜面潮红，皮肤灼热，口唇干燥，呼吸、脉搏加快；患者主诉发热、不适。

3. 护理措施

（1）每 4 小时监测体温 1 次，观察热型变化规律。

（2）观察患者的面色、脉搏、呼吸、血压、食欲、出汗等，皮肤是否干燥及弹性如何。

（3）患者应卧床休息，降低机体耗能，注意保暖。为患者提供良好的住院环境，发热患者容易怕光，拉上窗帘以减低室内亮度，病室保持适宜的温度为 18~22 ℃、湿度为 50%~70%。

（4）患者应进食富含优质蛋白质、维生素和足量热量的易消化、流质或半流质食品。还可选择发热食疗，如荷叶粥、绿豆粥、金银花茶等。

（5）做好口腔护理。高热患者唾液分泌减少，口腔黏膜干燥，极易引起口腔炎、舌炎和黏膜溃疡，在饭前、饭后协助患者漱口，加强晨、晚间口腔护理，防止口腔感染，口唇干裂者涂甘油保护，有疱疹者局部涂消炎膏。

（6）体温超过 38.5 ℃者给予物理降温，头部放置冰袋，或乙醇擦浴、温水擦浴等，30 min 后观察体温并做记录。

（7）在解热过程中如患者大量出汗，应及时擦干汗液，更换衣裤、床单、被套。

（8）鼓励患者多饮水，每天饮水量 2000 mL，必要时静脉补液。

（9）按医嘱应用抗生素、解热药，观察并记录用药效果。

（10）解热后鼓励患者增加活动和呼吸运动，以促进痰液排出，防止并发症出现。

（二）气体交换受损

1. 相关因素

与肺部炎症广泛，通气/血流比例减低；气道内分泌物堆积有关。

2. 临床表现

患者呼吸急促，口唇发绀；动脉血气示低氧血症。

3. 护理措施

（1）监测患者生命体征，每 2~4 小时监测 1 次，特别注意观察呼吸的性质、频率、节律、型态、深度及有无呼吸困难。

（2）患者应减少活动量，以减轻能量和氧的消耗。

（3）协助患者采取舒适的半卧位或高枕卧位，有利于呼吸。去除紧身衣物及厚重盖被，以减少胸部压迫感。

（4）鼓励患者深呼吸，协助其翻身及进行胸部叩击，指导其有效咳嗽，清除呼吸道分泌物，保持呼吸道通畅，有利于肺部气体交换。

（5）痰液黏稠不易咳出时，按医嘱给予祛痰、解痉药，必要时生理盐水 10 mL 加 α-糜蛋白酶 5 mg、地塞米松 5 mg 及少量抗生素，超声雾化吸入 2 次/天。

（6）按医嘱吸氧，保持鼻导管通畅，导管固定牢固，防止脱落，给氧装置的湿化瓶每天更换，导管每周更换 2 次，每天乙醇消毒 2 次，确保氧疗安全有效。

（7）按医嘱给予抗生素治疗，观察药物疗效及不良反应。

（8）根据病情预测是否需要气管插管和呼吸机并做好准备。

（三）疼痛

1. 相关因素

与炎性渗出物刺激胸膜、高热时代谢产物在体内堆积、频繁咳嗽有关。

2. 临床表现

患者主诉疼痛，表现为痛苦面容；处于强迫体位即患侧卧位。

3. 护理措施

（1）仔细观察患者疼痛部位、性质和程度。

（2）嘱患者注意休息，调整情绪，转移注意力，减轻疼痛。

（3）协助患者取舒适的体位：患侧卧位，以降低患侧胸廓活动度来缓解疼痛。

（4）指导患者在深呼吸和咳嗽时用手按压患侧胸部以降低呼吸幅度，可减轻疼痛。

（5）因胸部剧烈活动引起剧烈疼痛时，可在呼气状态下用宽胶布固定患侧胸部，减轻因胸廓大幅度运动而引起的胸痛。

（四）焦虑

1. 相关因素

与担心预后及治疗费用、环境改变有关。

2. 临床表现

呼吸、心率增快，血压升高；面色潮红或苍白、失眠、疲劳和虚弱；患者自诉不安，预感不幸，表现为易怒、没有耐心、自责或责备他人。

3. 护理措施

（1）评估患者的焦虑程度。

（2）建立良好的护患关系，得到患者的信任。

（3）消除对患者产生干扰的因素，鼓励患者积极配合治疗，早日康复。

（4）了解患者家属情况及其家庭作用，住院后家庭存在的主要问题。与家庭的关键人物取得联系，帮助解决有关问题，让家庭成员与患者联系，给予心理支持。

（5）帮助患者正确评估目前的病情，消除患者存在的不愿接受的事实。耐心倾听，理解、同情患者的感受。

（6）协助患者进行适当的活动，分散患者的注意力，解除肌紧张，帮助患者应用松弛疗法，如听音乐等。

（五）潜在并发症：感染性休克

1. 相关因素

与年老体弱、抵抗力差或严重的败血症、毒血症有关。

2. 临床表现

表情淡漠、面色苍白；高热或体温不升、脉搏细速、脉压变小、呼吸浅快；四肢厥冷、多汗；尿量减少。

3. 护理措施

（1）严格按照医嘱使用抗菌药物，注意药物浓度、配伍禁忌、滴速和用药间隔时间。用药前详细询问过敏史，用药期间应注意观察疗效和药物的不良反应。

（2）密切观察患者的生命体征，定时测量体温、脉搏、呼吸。

（3）观察患者的面色、神志、肢体末端温度等，发现休克先兆，立即与医师联系，并配合医师进行抢救。

（4）安置患者于去枕平卧位，尽量减少搬动，适当保暖。

（5）给予高流量吸氧，迅速建立两条静脉通道，妥善安排输液顺序，输液速度不宜过快，以防诱发肺水肿。

（6）监测动脉血气分析、电解质等，时刻注意病情的动态变化。

（7）嘱患者绝对卧床休息，做好生活护理。

（六）潜在并发症：胸膜炎

1. 相关因素

胸部炎症累及胸膜。

2. 临床表现

胸痛、呼吸困难；肺炎的治疗过程中，体温下降后再度上升；X 线胸片显示有胸腔积液。

3. 护理措施

（1）严密观察患者体温、呼吸变化，若在治疗过程中发生体温下降后再度上升或呼吸困难，需警惕胸膜炎的发生。

（2）密切观察患者胸痛的性质、程度及呼吸困难的关系。并发胸膜炎者往往随着渗出液的增多，胸痛有所减轻，但呼吸困难反而加重。

（3）按医嘱使用抗生素，观察药物疗效及不良反应。

（4）若患者出现胸膜炎，积极配合医师进行治疗，做好胸腔穿刺及闭式引流的护理。

六、健康教育

（一）疾病简介

肺炎是指肺实质的炎症。常见病因有感染、毒气、化学物质、药物、放射线，以及食物呕吐物的吸入，过敏、风湿性疾病等。受凉、劳累可诱发。其主要表现为发病急骤、突发的寒战、发热、胸痛、咳嗽、咳痰。儿童、年老体弱、身体抵抗力下降者易患本病。

（二）心理指导

肺炎患者往往发病时出现发热、胸痛、咳嗽、咳痰等不适感，导致因疼痛而害怕咳嗽，从而影响预后，因而应积极鼓励并给予帮助，并告诉患者肺炎经积极治疗后一般可彻底治愈，以减轻患者的焦虑，取得配合。

（三）饮食指导

宜进食高热量、高蛋白质、富含维生素 A、维生素 E 和维生素 B_2，易消化的半流质饮食，如牛奶、蛋羹类、细软面条、鱼粥、肉末、糙米饭、胡萝卜、莴苣等，多饮水。忌食温热生痰食物，如蛇肉、白果、柑橘、胡椒、龙眼肉，以保护呼吸道黏膜，增强抗病能力。

（四）用药指导

常见药物有抗生素（如青霉素）、祛痰药（如氨溴索），应在医师或护士指导下遵医嘱服用药物。用药过程中如出现皮肤瘙痒或皮疹、腹泻、胃部不适、血痰，应立即告诉医护人员。

（五）休息与活动指导

高热时卧床休息，保证充足睡眠，注意初起床时防受凉。

（六）特殊指导

（1）配合痰培养标本的留取。

（2）若痰多，难以咳出，可每 1~2 小时进行 1 次有效咳痰，即先数次随意深呼吸（腹式），吸气终了屏气片刻，然后进行咳嗽。也可使用胸部叩击法，两手指并拢拱成杯状，腕部放松，迅速而又规律地叩击胸部各肺叶，每一肺叶反复叩击 1~3 min，以使痰液松动，易于咳出。

（3）高热时，可行头部、腋窝、腹股沟处冰敷、温水擦浴、乙醇擦浴，退热时注意保暖，及时更换湿衣服。必要时可遵医嘱服用解热药，同时要密切观察有无出汗、发热或虚脱症状出现。

（七）病情观察

配合监测生命体征，注意有无寒战、胸痛及咳嗽、咳痰情况。

（八）出院指导

（1）肺炎虽可治愈，但若不注意身体，易复发。

（2）出院后应戒烟，避免淋雨、受寒、尽量避免到人多的公共场所。室内经常开窗通风，防止感冒，及时治疗上呼吸道感染，1个月以后回院复查 X 线胸片。

（3）合理饮食，保持心情愉快，增强机体抵抗力。

（4）积极参加力所能及的体育锻炼，如打太极拳、练养生功等，以调节呼吸，增加肺活量，使支气管肌肉松弛，提高呼吸道纤毛清除能力，以免细菌生长繁殖。

（5）如有高热、寒战、胸痛、咳嗽、咳痰立即就诊。必要时可接受流感疫苗肺炎球菌疫苗注射。

第四章　胃食管反流病的诊疗及护理

胃食管反流病（gastroesophageal reflux disease，GERD）是指由胃内容物反流入食管、口腔或呼吸道引起的不适症状和（或）并发症的一种疾病。根据内镜下食管黏膜有无糜烂或破损，可分为非糜烂性反流病（non-erosive reflux disease，NERD）和糜烂性反流病（erosive reflux disease，ERD）。患者主要症状是胃灼热与反流，其次有胸痛、吞咽不适等消化道症状。

GERD 是常见病，全球不同地区发病情况亦不相同。西欧及北美国家 GERD 的患病率为 10%~20%，南美为 10%。亚洲国家 GERD 患病率相对较低，为 3.5%~10.5%。GERD 的发病率约为每年 5/1000。随着人民生活水平的提高与生活习惯、饮食结构的改变，GERD 的发病率在我国有增高的趋势，已成为主要的消化道疾病之一。

一、病因与发病机制

（一）病因

GERD 的病因和危险因素包括原发性食管下端括约肌（lower esophageal sphincter，LES）功能低下、食管裂孔疝、胃排空障碍性疾病、贲门和食管手术后、肥胖、过度饮酒、吸烟、服用药物、心身疾病、便秘和家族史等。研究表明，体重指数（body mass index，BMI）、腰围、体重增加与 GERD 的症状及并发症有关；BMI 的升高与 GERD 的严重程度成正比；已有研究证实，BMI 与食管癌和贲门癌的发病有关。

（二）发病机制

GERD 是胃肠道动力障碍引起的酸相关性疾病，其发病是多因素综合作用的结果。食管抗反流屏障功能减弱、食管黏膜屏障受损、反流和十二指肠内容物侵袭食管黏膜，是 GERD 的发病基础。

1. 抗反流机制

（1）LES 作用：促胃液素可使 LES 作用增强，而促胰液素、胆囊收缩素、肠抑胃肽、血管活性肽等可使 LES 作用降低。因此，蛋白餐后促胃液素分泌增加，LES 作用增强；脂肪餐后胆囊收缩素大量释放，使 LES 作用减弱。有些药物也可对 LES 产生影响。当各种原因导致 LES 作用降低，或 LES 对增压反应不敏感时，就有可能发生 GERD。

（2）横膈膜脚的"弹簧夹"作用：食管穿过右横膈膜脚进入腹腔后与胃连接，膈肌收缩可起"弹簧夹"作用而防止胃液反流。

（3）黏膜活瓣作用：食管胃连接处与胃底形成 His 角为锐角，使胃黏膜在食管下口外侧形成一活瓣，当胃内压升高时，胃囊向上，向右抬高，可压迫和关闭食管下端。另外，食管入胃口处黏膜推向上并堵住食管下口，从而阻止胃液反流。当行食管手术或发生食管裂孔疝时，上述解剖结构发生变化，"弹簧夹"作用和黏膜活瓣作用因此而消失。

2. 食管对反流物的清除力

包括反流物重力、食管蠕动和唾液分泌等。正常情况下，反流物进入食管可继续发生蠕动收缩，从而将反流物重新排入胃内。食管酸清除作用可分两个步骤：第一步是容量清除，由 1~2 个蠕动性收缩而完成，容量清除使食管排空，但黏膜的 pH 仍为酸性；第二步通过唾液缓冲作用而中和残留胃酸。当食管蠕动力减弱时，不能将反流物及时清除，易发生食管炎。吸烟可降低涎腺功能，使食管酸清除时间延长。

3. 食管上皮的抗酸作用

食管黏膜上皮具有一定的抗酸能力，黏膜表面有一层包括中性及酸性黏液质的细胞外层，这种表面黏液蛋白被认为可保护食管而不被胃反流物化学性消化。食管黏膜下腺有分泌碳酸氢盐的能力，是清除食管腔内酸的有效手段。

4. 胃排空功能障碍

胃排空功能障碍时可发生胃内压升高，当超过屏障压时，就可导致胃食管反流。当胃内容物流入食管后，胃酸和胃蛋白酶损害食管黏膜，在反流性食管炎的发生和发展过程中起主要作用。

二、临床表现与诊断

（一）临床表现

1. 食管综合征

（1）典型反流症状：①胃灼热，是 GERD 最常见症状，是指起源于胃或下胸部向颈部延伸的一种灼热感觉，常于餐后 2 h 内发生，服抗酸剂立即缓解，可伴有口腔内酸味或食物味道，为胃内反流物对食管上皮下感觉神经末梢的化学性刺激所致。胃灼热程度与病变程度不一定相关，如并发 Barrett 食管，即使反流严重，一般也无胃灼热症状。食管黏膜因慢性炎症而增厚或瘢痕形成，感觉减退，胃灼热症状反而减轻。食管炎形成管腔狭窄后，亦可阻止反流，使胃灼热症状减轻。胃灼热症状对 GERD 的诊断有较大的帮助。②反酸、反食，是指酸或食物反流至食管的感觉，也为 GERD 主要症状之一。

（2）反流相关胸痛：近年来，胸痛作为 GERD 的常见症状已被临床重视。疼痛位于胸骨后、剑突下或上腹部，常放射到胸、背、肩、颈、下颌、耳和上肢，向左臂放射较多。GERD 和原发性食管运动功能紊乱均可致胸痛，统称为食管源性胸痛或非心源性胸痛，易与心绞痛相混淆。

2. 食管外综合征

（1）与 GERD 明确相关的症状有反流性咳嗽、反流性喉炎、反流性哮喘、反流性牙侵蚀等。

（2）可能相关的症状有咽炎、鼻窦炎、特发性肺纤维化、复发性中耳炎等。

（二）诊断

1. 典型反流症状

见前页"（一）临床表现"。

2. 胃食管反流检测

（1）24 h 食管 pH 监测：该方法为目前诊断有无胃食管反流最好的定性和定量检查方法。其可以明确酸反流的形式、频率和持续时间以及症状和生理活动与食管内酸度的关系。检测结果中食管内 pH<4 的总时间百分比与临床症状和黏膜损伤有较好相关性。正常人该值<4。该方法在内镜下食管黏膜无明显改变的 GERD 诊断方面有较大的实用价值，已成为 GERD 诊断的重要临床手段。

（2）胃-食管同位素闪烁扫描：该检查技术是应用放射性核素试餐和照相观察食管内食物的滞留情况。对餐后非酸性胃内容物的反流检出敏感性超过动态 pH 监测。

（3）食管测压：目前常用连续灌注导管测压系统，进行食管测压。一般来说，食管下括约肌静息压低于 1.33 kPa（10 mmHg），即为食管下括约肌关闭不全的可能。单纯食管压力测定不能对胃食管反流做出诊断，测压目的是能了解食管下括约肌的长度、位置和压力，还可用来排除食管其他异常情况，如贲门失弛缓症、硬皮病和食管痉挛。

3. 反流损伤的检查

（1）食管吞钡 X 线检查：通常可以观察食管黏膜影像和食管的运动情形，明确有无膈疝。因是食管黏膜表浅性病变，故早期 GERD 并不敏感，假阴性较多。但若出现管腔狭窄等并发症时，有较大帮助。

（2）内镜检查：突出优点是可以直接观察黏膜改变的征象，并方便地进行活组织病理检查，可更加准确地了解黏膜的损伤。另外，还可以观察食管内有无反流物或食物潴留，有无胆汁反流征象，从食管和胃底两种位置观察贲门闭合功能等。纤维内镜检查是评价酸产生的食管黏膜损伤及其并发症很有价值的方法。

4. 经验性治疗的价值（质子泵治疗试验）

由于 GERD 主要症状是由酸反流引起，因而应用强烈抑酸剂如奥美拉唑（20 mg，每天 2 次）或兰索拉唑（30 mg，每天 2 次）后，症状会迅速消失。诊断正确率为 75%，特异性达 92%。但此试验仅适用于 40 岁以下无报警症状的患者。

GERD 诊断主要依据典型症状、内镜证实有食管炎及有反流的依据，三者之中有两个存在即可认为有 GERD 存在。在诊断 GERD 时需与下列情况相鉴别：反酸需与消化性溃疡等区别，胃灼热、胸痛需与冠心病等心脏疾病相鉴别，食管炎症要注意其他病因所致的食管炎，特别要注意与早期食管癌相鉴别，GERD 的食管炎主要位于食管的中下段。食管 pH 监测并非 GERD 诊断的金标准，GERD 患者并非皆阳性；功能性反流时亦可出现食管的酸暴露。

三、治疗原则

治疗目标：治愈食管炎，缓解症状，提高生活质量，防止复发，预防并发症。GERD 的治疗包括改变生活方式，规范药物治疗，慎重选用内镜和手术治疗。

（一）改变生活方式

改变生活方式是 GERD 的有效基本治疗。其包括：①改变体位，餐后保持直立，避免用力提物，勿穿紧身衣服，睡眠时抬高床头 15~20 cm；②戒烟和停止过量饮酒；③改变饮食成分和习惯，减少每餐食量或酸性食物，睡前 3 h 不再进食，控制体重；④避免服用促进反流的药物，包括抗胆碱药物、茶碱类、安定类、钙通道阻滞药等。

（二）药物治疗

抑制胃酸分泌是目前治疗 GERD 的基本方法。抑制胃酸的药物包括比受体拮抗药（H_2RA）和质子泵抑制剂（PPI）等。

1. 初始治疗

详见下页"四、常见护理问题"。

2. 维持治疗

由于 GERD 是一种慢性疾病，从控制症状、预防并发症的角度来说，GERD 需要维持治疗。以 PPI 标准剂量维持治疗，6 个月后随访80%以上患者仍可维持正常。按需治疗是间歇治疗的一种，即只在症状出现时用药，持续使用至症状缓解。

（三）手术治疗

对于严重的 GERD 患者，内科治疗无效，可考虑抗反流手术，以增强 LES 抗反流作用，缓解症状，减少抑酸药的使用，提高患者生活质量。抗反流手术在缓解症状及愈合食管炎方面与药物治疗疗效相当。但手术并发症和死亡率与外科医师的经验及技术水平密切相关。术后常见的并发症包括腹胀

（12%）、吞咽困难（6%），且有相当一部分患者（11%～60%）术后仍需规则用药。研究表明，抗反流手术并不能降低食管腺癌的风险。因此，对于是否进行抗反流手术治疗，应当结合患者个人意愿及外科专家意见后做决定。但对已证实有癌变的患者，原则上应手术治疗。

（四）内镜介入治疗

内镜介入治疗是以减少反流为目的的治疗，如射频治疗使食管黏膜胶原增生，LES 加厚，起到防止反流作用。内镜下结扎缝合、以减少胃内容物反流至食管、内镜直视下胃底折叠术、局部注射法，树脂玻璃局部肿胀均可减少胃食管反流。由于内镜介入治疗开展为时较短，其确切的意义尚待远期随访，目前应严格掌握适应证。

四、常见护理问题

（一）疼痛

1. 相关因素

胃酸反流刺激食管中下段黏膜。

2. 临床表现

胸骨后发热、胃灼热样疼痛，患者出现不同程度的泛酸、吞咽不适等，抑酸药可以不同程度地缓解这些症状。

3. 护理措施

（1）向患者及其家属讲解疼痛的原因，消除患者的紧张心理。帮助患者减少或去除加重或诱发疼痛的因素：①避免服用促反流或刺激黏膜的药物如非甾体抗炎镇痛药、抗胆碱药物等；②避免食用刺激性食物，如过冷、过烫、辛辣等，以免加重对黏膜的刺激，如降低 LES 压力的食物（脂肪、咖啡、巧克力、薄荷、汽水）及高酸性食物（如柠檬汁、番茄汁）；③对嗜好烟酒者，劝其戒除；④餐后保持直立，睡眠时将床头抬高 15~20 cm，利用重力作用改善平卧位食管的排空功能。

（2）注意观察及详细了解患者疼痛的性质、部位及持续时间，做好疼痛的评估及干预。

（3）指导患者减轻疼痛的方法：①疼痛时尽量深呼吸，以腹式呼吸为主，减轻胸部压力刺激。②取舒适的体位。患侧卧位及半卧位，可减轻腹壁紧张，减轻疼痛。③饮食应选清淡、高蛋白、低脂、无刺激的易消化食物，不宜过饱，少量多餐。④保持情绪稳定，焦虑的情绪易导致疼痛加重。⑤疼痛发作时调整舒适的体位或分散患者的注意力，如听轻音乐，嚼口香糖，看小说、漫画等。

（4）根据医嘱给予黏膜保护药、制酸药或硝苯地平等药。按三级镇痛的方法应用镇痛药，第一阶段从非阿片类镇痛药开始，如阿司匹林、布桂嗪（强痛定）、奈福泮（平痛新）、吲哚美辛（消炎痛）栓等，若不能缓解，在此基础上，加弱阿片类镇痛药，如可待因、丙氧酚等；若疼痛剧烈，则可用强阿片类镇痛药，如哌替啶（度冷丁）、美施康定等，或贴剂多瑞吉，镇痛效果可达到 72 h。

（5）保持环境安静舒适，执行保护性医疗制度，耐心听取患者倾诉，给予适当安慰，减轻患者心理负担，提高痛阈。

（二）焦虑

1. 相关因素

病程长、症状持续、生活质量受影响。

2. 临床表现

由于病程长、不适症状持续伴随、治疗效果个体差异大，导致患者对预后及经济等方面的担忧，造成患者对治疗产生消极、不信任的心理。

3. 护理措施

（1）正确评估患者的心理状态，了解已出现或潜在的心理问题，有针对性地解决。

（2）深入浅出地讲解本疾病的相关知识，使患者对本病的病因及发病机制有所认识，加深对诱发因素的了解，进一步提高自我保健。

（3）使患者认识到情绪也是诱发因素之一，保持好的心态也是治疗的关键。

（4）根据病情选择合适、经济的治疗方案。

（5）护理过程中护士应充分体现耐心、细心、爱心，学会倾听、宽慰患者。

（三）呼吸困难

1. 相关因素

神经肌肉障碍。

2. 临床表现

部分患者有反复发作的哮喘、咳嗽、夜间呼吸暂停。

3. 护理措施

（1）保持室内空气新鲜，每天通风 2 次，每次 15~30 min，并注意保暖。

（2）鼓励患者有效地咳嗽，清除痰液，以保持呼吸道通畅。

（3）指导患者避免穿过紧的衣服，以免影响呼吸。

（4）摆好患者体位，有利于呼吸。

（5）必要时给予氧气吸入。

（6）患者夜间睡眠时有人陪伴，使其得到安全感，以减少焦虑。

（7）遵医嘱给药，注意观察药物疗效和药物不良反应。

（四）误诊为不稳定型心绞痛

1. 相关因素

反流性食管炎的发病是由多种因素引起，被认为是一种酸和动力性疾病。食管下端括约肌障碍、胃酸反流及食管清除能力下降是反流性食管炎发病的关键。由于食管与心脏的神经支配一致，当食管黏膜上的感受器受到机械性、化学性和细菌性刺激时，可引起酷似心绞痛样胸痛。

2. 临床表现

以胸痛为首发症状，住院后经心电图动态观察，心肌酶学和肌钙蛋白 I 检查、超声等检查无冠心病证据。经胃镜检查诊断为反流性食管炎。

3. 护理措施

（1）在确立诊断时，应首先排除心源性胸痛。心源性胸痛指由心脏疾病引起的，临床上通过心电图、心肌灌注及冠状动脉造影检查确诊。典型的心源性胸痛为冠心病心肌缺血所引起的心绞痛，表现为胸骨下压榨性疼痛。

（2）注意观察及详细了解患者疼痛的性质、部位及持续时间，进行疼痛评估与干预。日常生活中尽量避免增加腹压导致反流的因素，如弯腰、举重、过饱等，避免前述降低 LES 压力的药物和饮食因素等。

（3）药物治疗。

①黏膜保护剂：当 GERD 引起食管黏膜糜烂、溃疡时，黏膜保护剂可覆盖在受损黏膜上，形成保护膜，促进愈合。

a. 硫糖铝：覆盖于溃疡面，形成保护膜，促进内源性前列腺素合成，刺激表皮生长因子分泌。不良反应可出现便秘。

b. 铋制剂：如胶体枸橼酸铋（德诺，丽珠得乐）、果胶铋。其作用同硫糖铝，还有抗幽门螺杆菌作用。但可出现舌苔发黑，大便色黑等现象。

c. 铝碳酸镁：覆盖于溃疡面，形成保护膜，中和胃酸，结合胆汁酸。

d. 米索前列醇：抑制胃酸分泌，增加胃、十二指肠黏膜黏液/碳酸氢盐分泌，增加黏膜血流。

e. 膜固斯达：主要用于服用非甾体抗炎药物后的黏膜保护。

②促动力药：通过促进胃排空减轻胃内压力，防止胃酸反流，如多潘立酮（吗丁啉）、外周多巴胺受体拮抗药。

③抑酸药：主要制剂为 H_2 受体拮抗药（H_2RA）和质子泵抑制药（PPI）。

（五）患者不配合治疗

1. 相关因素

患者不了解 GERD 相关的特殊检查及介入治疗的经过及其意义。

2. 临床表现

患者不能配合特殊检查及介入治疗。

3. 护理措施

反复、耐心地向患者讲解各种特殊检查及介入治疗的必要性和重要性。采取口头、书面或由已经检查和介入的患者以"现身说法"的形式来让患者了解经过及注意事项。

（1）特殊检查：24 h 食管 pH 监测的配合。监测过程中，受检者日常活动力求接近生理状态，按日常习惯进餐，但不得进 pH<5 的饮食，如酸性食物橘子、橙子，碳酸、酸性或乙醇饮料，如感到胃灼热、胸痛、变换体位或进餐等，均按记录仪上的记事键，做出标记，以便分析症状、活动与酸反流的关系。

（2）内镜介入治疗：内镜缝合术治疗目标在于减轻临床症状及预防相关并发症，成为继外科手术之后的一种新的治疗方法。其优点在于它能避免抑酸治疗及外科手术的高额费用。

内镜手术后护理需注意以下几点：①休息，术后卧床休息6 h，避免剧烈活动；②饮食护理，术后禁食24 h，如无异常可进流质或半流质饮食，忌食粗纤维、生硬、辛辣等刺激性食物，少食多餐，细嚼慢咽，切勿囫囵吞食；③术后并发症的观察，经口内镜缝合治疗胃食管反流病的并发症有出血、吞咽困难、食管穿孔、缝针处脓肿，因此要注意观察大便的颜色、性状和量，观察有无腹痛及腹痛的性质，注意体温、血压等生命体征变化。

五、健康教育

（一）改变生活方式

改变生活方式或生活习惯对多数患者都能起到一定的疗效。例如，衣带宽松可以减少衣服和饰品造成的腹压增高；餐后保持直立、睡眠时将床头抬高10~15 cm，利用重力作用改善平卧位食管的排空功能；戒烟、避免大量饮酒，避免摄入过多促进反流和胃酸过量分泌的高脂肪食物；鼓励患者咀嚼口香糖，通过正常的吞咽动作改善食管清除功能，增加唾液分泌以中和反流物，通过唾液刺激下的吞咽功能锻炼协调食管的运动功能；鼓励患者适当控制体重，减少由于腹部脂肪过多引起的腹压增高。平时应避免重体力劳动和强度较大的体育锻炼如搬重物和屏气均可增加GER的发生次数。

（二）饮食的要求

避免过多进食刺激胃酸分泌的其他食物，如巧克力、薄荷、浓茶、碳酸饮料、某些水果汁等；睡前避免进食，以减少睡眠期间的胃酸分泌和LES一过性松弛；细嚼慢咽，避免饱食及进食大量脂肪类食物；饮食宜清淡，烧菜方式应采用焖、煮、炖方法。

（三）用药指导

尽量避免服用促进反流或黏膜损伤的药物，如抗胆碱药物、茶碱、地西泮、麻醉药、钙通道阻滞药、非甾体抗炎镇痛药等；应用制酸剂的患者，建议治愈后逐渐减少剂量直至停药或者改用缓和的其他制剂再逐渐停药，如有复发征兆可提前使用制酸药预防。碱性药物可以通过中和作用对抗胃酸反流，如胃达喜、硫糖铝等，因此患者有不适症状时可家庭备药。

（四）门诊随访

当患者出现胸骨后胃灼热痛、吞咽不适等症状加重时及时就诊，以排除病症进一步向 Barrett 食管、食管癌发展。

GERD 的预后个体差异大。内科治疗可以缓解大多数患者的症状，预后良好，但易复发，需长期服药。告知患者一定要保持良好的心态，避免心理紧张和过度劳累。胃食管反流病并发食管狭窄、Barrett 食管的患者有发展为食管腺癌的危险性，因此应定期随访，早期发现异性增生和癌变，早期治疗。

第五章　高血压的诊疗及护理

高血压是一种以动脉压升高为主要特征，同时伴有心、脑、血管、肾等靶器官功能性或器质性损害以及代谢改变的全身性疾病。

临床上高血压可分为两类：第一类为原发性高血压，又称为高血压病，是一种以血压升高为主要临床表现而病因尚未明确的独立疾病，占所有高血压患者的90%~95%。第二类为继发性高血压，又称为症状性高血压，在这类疾病中病因明确，高血压仅是该种疾病的临床表现之一，血压可暂时性或持久性升高，占所有高血压患者的5%~10%。例如，继发于急慢性肾小球肾炎、肾动脉狭窄等肾疾病之后的肾性高血压；继发于嗜铬细胞瘤等内分泌疾病之后的内分泌性高血压；继发于脑瘤等疾病之后的神经源性高血压等。

一、病因和发病机制

（一）病因

高血压的病因尚未完全明了，可能与下列因素有关。

1. 遗传因素

调查表明，60%左右的高血压病患者均有家族史，但遗传的方式未明。某些学者认为属单基因常染色体显性遗传，但也有学者认为属多基因遗传。

2. 环境因素

包括饮食习惯（如饮食中热能过高以致肥胖或超重，高盐饮食等）、职业、噪声、吸烟、气候改变、微量元素摄入不足和水质硬度等。

3. 神经精神因素

缺少运动或体力活动，精神紧张或情绪创伤与本病的发生有一定的关系。

（二）病理

1. 心脏

左心室肥厚和扩大。

2. 脑

脑血管缺血与变性、粥样硬化，形成微动脉瘤或闭塞性病变，从而发生脑出血、脑血栓、腔隙性脑梗死。

3. 肾

肾小球纤维化、萎缩，肾动脉硬化，引起肾实质缺血和肾单位不断减少，从而导致肾衰竭。

4. 视网膜

视网膜小动脉痉挛、硬化，甚至可能引起视网膜渗出和出血。

（三）发病机制

有关高血压发病原理的学说较多，包括精神神经源学说、内分泌学说、肾源学说、遗传学说及钠盐摄入过多学说等。各种学说各有其根据，综合起来认为高级神经中枢功能失调在发病中占主导地位，体液、内分泌因素、肾及钠盐摄入过多也参与本病的发病过程。

外界环境的不良刺激及某些不利的内在因素，可引起人体剧烈、反复、长时间的精神紧张和情绪波动，导致大脑皮质功能障碍和下丘脑神经内分泌中枢功能失调。由此可通过下列几条途径促使周围小动脉痉挛，进而形成高血压：①皮质下血管舒缩中枢形成了以血管收缩神经冲动占优势的兴奋灶，引起细小动脉痉挛，外周血管阻力增加，血压升高；②大脑皮质功能失调可引起神经垂体释放更多的血管升压素，后者可直接引起小动脉痉挛，也可通过肾素-醛固酮系统，引起钠潴留，进一步促使小动脉痉挛；③大脑皮质功能失调也可引起垂体前叶促肾上腺皮质激素（ACTH）和肾上腺皮质激素分泌增加，促使钠潴留；④大脑皮质功能失调还可引起肾上腺髓质激素分泌增多，后者可直接引起小动脉痉挛，也可通过增加心排血量进一步加重高血压。

二、临床表现

（一）一般表现

高血压起病缓慢，约有 1/5 的患者可无任何症状，多在查体或出现心、脑、肾等并发症而就诊时发现。部分患者可表现为头晕、头痛、耳鸣、目眩、乏力、失眠，有时可有心悸和心前区不适感等症状，紧张或劳累后加重。

（二）并发症

心、脑、肾、眼底血管等器官损伤会出现相应表现。

（三）高血压危险因素

高血压发病的危险因素见表 5-1。

表 5-1　高血压发病的危险因素

危险因素	具体表现
体重超重	中国成人正常体重指数（BMI）为 19~24，体重指数≥24 为超重，≥28 为肥胖
肥胖或向心性肥胖	向心性肥胖的标准是中国人腰围男性≥90 cm，女性≥80 cm

续　表

危险因素	具体表现
膳食因素	平均每人每天摄入食盐增加2g，则收缩压和舒张压分别升高2.0 mmHg及1.2 mmHg
遗传因素	约50%高血压患者有家族史
社会心理应激因素	长期精神紧张、压力、焦虑或长期环境噪声刺激等
其他	年龄、吸烟、饮酒、缺乏锻炼等

注：体重指数（body mass index，BMI）＝体重（kg）／身高^2（m）^{2}

（四）高血压危险度分层

高血压患者的严重程度和治疗决策不仅根据血压水平，还要考虑以下方面，详见表5-2。

表5-2　高血压患者心血管危险分层标准

其他危险因素和病史	血压（mmHg）		
	1级	2级	3级
	收缩压140~159或舒张压90~99	收缩压160~179或舒张压100~109	收缩压≥180或舒张压≥110
无其他危险因素	低危	中危	高危
1~2个危险因素	中危	中危	极高危
3个以上危险因素或糖尿病或靶器官损害	高危	高危	极高危
有并发症	极高危	极高危	极高危

（五）高血压急症

高血压急症的临床表现详见表5-3。

表5-3　高血压急症

名称	临床表现
高血压脑病	多发生于原有脑动脉硬化的患者，表现为血压升高，舒张压超过120 mmHg，有头痛、呕吐、烦躁不安、心动过缓、视物模糊、酒醉貌等
高血压危象	常因紧张、精神创伤、疲劳、寒冷等诱发，出现烦躁不安、多汗、心悸、手足发抖、面色苍白、神志异常等症，也可有心绞痛、心力衰竭
急进型恶性高血压	多见于年轻人，常有突然头痛、头晕、视物模糊、心悸、气促等症状。病情发展迅速，易并发心、脑、肾功能不全等并发症
顽固性高血压	又称为难治性高血压，患者常规使用降压药物常不奏效，血压持续升高，容易合并心、脑、肾损害
妊娠高血压综合征	妊娠期出现高血压容易发生先兆子痫、子痫等，危及母子生命
主动脉夹层动脉瘤	高血压患者出现胸痛，除了心绞痛、心肌梗死外，应考虑为本病。高血压并发主动脉夹层动脉瘤的患者，多见于中老年男性，有突然发作性剧痛，以胸部或肩背部为主，也可沿脊柱下移至腹部，放射至上肢及颈部，有面色苍白、大汗淋漓甚至休克、猝死
嗜铬细胞瘤危象	由于肾上腺部位长有肿瘤而致高血压，多见于年轻人，有阵发性或持续性血压升高，伴发作性头痛、出汗、心悸、面色苍白、发抖、瞳孔散大、视物模糊等症状，一般与精神刺激、剧烈运动、体位改变等诱因有关

三、治疗

(一) 药物治疗

降压药物应用的基本原则：小剂量开始、长效制剂、联合用药、个体化长期服药。

(二) 非药物治疗

非药物治疗主要为生活方式、饮食习惯等的改变。

(三) 器械及手术治疗

尽管药物是治疗高血压病的最主要措施，但是随着技术的发展，器械及手术也是部分难治性高血压的治疗方法，例如：①持续气道正压，主要针对由阻塞性睡眠呼吸暂停综合征引起的高血压患者；②脑干神经血管减压术，适用于小脑后动脉造成的延髓受压导致血压升高的患者；③颈动脉压力感受器刺激装置；④肾脏去神经术，尤其适用于药物降压效果不明显的高血压患者，但其降压效果饱受争议；⑤手术治疗，如内分泌性高血压是由内分泌组织增生或肿瘤，使其相应激素如醛固酮、儿茶酚胺、皮质醇等分泌过度增多，因此对其肿瘤进行手术切除后，高血压就可缓解甚至治愈。

四、高血压常见护理问题

(一) 疼痛：头痛

1. 相关因素

与血压升高有关。

2. 临床表现

头部疼痛。

3. 护理措施

（1）评估患者头痛的情况，如头痛程度（长海痛尺），持续时间，是否伴有恶心、呕吐、视物模糊等伴随症状。

（2）尽量减少或避免引起或加重头痛的因素，保持病室环境安静，减少探视，护理人员做到操作轻、说话轻、走路轻、关门轻，保证患者有充足的睡眠。

（3）向患者讲解引起头痛的原因，嘱患者合理安排工作和休息，避免劳累、精神紧张、情绪激动等，戒烟、戒酒。

（4）指导患者放松的技巧，如听轻音乐、缓慢呼吸等。

（5）告知患者控制血压稳定和坚持长期、规律服药的重要性，加强患者的服药依从性。

（二）活动无耐力

1. 相关因素

与并发心力衰竭有关。

2. 临床表现

乏力，轻微活动后即感呼吸困难、无力等。

3. 护理措施

（1）告知患者引起乏力的原因，尽量减少增加心脏负担的因素，如剧烈活动等。

（2）评估患者心功能状态，评估患者活动情况，根据患者心功能情况制订合理的活动计划。督促患者坚持动静结合，循序渐进增加活动量。

（3）嘱患者一旦出现心悸、呼吸困难、胸闷等情况应立即停止活动，保证休息，并以此作为最大活动量的指征。

（三）有受伤的危险

1. 相关因素

与头晕、视物模糊、意识改变或发生直立性低血压有关。

2. 临床表现

头晕、目眩、视物模糊，严重时可出现晕厥。

3. 护理措施

（1）警惕急性低血压反应，避免剧烈运动、突然改变体位，改变体位时动作应缓慢，特别是夜间起床时；服药后不要站立太久，因为长时间的站立会使腿部血管扩张，血流增加，导致脑部供血不足；避免用过热的水洗澡，防止周围血管扩张导致晕厥。

（2）如出现头晕、恶心、乏力时应立即平卧，取头低足高位，促进静脉回流，增加脑部的血液供应。上厕所或外出时应有人陪伴，若头晕严重应尽量卧床休息，床上大小便。

（3）避免受伤，活动场所应灯光明亮，地面防滑，厕所安装扶手，房间应减少障碍物。

（4）密切监测血压的变化，避免血压过高或过低。

（四）执行治疗方案无效

1. 相关因素

与患者缺乏相应治疗知识和治疗长期性、复杂性有关。

2. 临床表现

患者不能遵医嘱按时服药。

3. 护理措施

（1）告知患者按时服药的重要性，不能血压正常时就自行停药。

（2）嘱患者定期门诊随访，监测血压控制情况。

（3）坚持服药的同时还要注意观察药物的不良反应，如使用利尿药时应注意监测血钾水平，防止低血钾；用 β 受体拮抗药应注意其抑制心肌收缩力、心动过缓、支气管痉挛、低血糖等不良反应，使用血管紧张素转化酶（ACE）抑制药应注意其头晕、咳嗽、肾功能损害等不良反应。

（五）潜在并发症：高血压危重症

1. 相关因素

与血压短时间突然升高有关。

2. 临床表现

在高血压病程中，患者血压显著升高，出现头痛、烦躁、心悸、气急、恶心、呕吐、视物模糊等。

3. 护理措施

（1）患者应进入加强监护室，绝对卧床休息，避免一切不良刺激，保证良好的休息环境。持续监测血压和尽快应用适合的降压药。

（2）安抚患者，做好心理护理，严密观察患者病情变化。

（3）迅速减压，静脉输注降压药，1h 使平均动脉血压迅速下降但不超过25%，在以后的 2~6 h 血压降至 160/（100~110）mmHg。血压过度降低可引起肾、脑或冠状动脉缺血。如果这样的血压水平可耐受且临床情况稳定，在以后 24~48 h 可逐步降低血压达到正常水平。

（4）急症常用的降压药有硝普钠（静脉）、尼卡地平、乌拉地尔、二氮嗪、肼屈嗪、拉贝洛尔、艾司洛尔、酚妥拉明等。用药时注意效果以及有无不良反应，如静脉滴注硝酸甘油等药物时应注意监测血压变化。

（5）向患者讲明遵医嘱按时服药，保证血压稳定的重要性，争取患者及其家属的配合。

（6）告知患者如出现血压急剧升高、剧烈头痛、呕吐等不适时应及时来院就诊。

（7）协助患者生活护理，勤巡视病房，勤询问患者的生活需要。

五、健康教育

（一）心理指导

高血压的发病机制除躯体因素外，心理因素占主导地位，护士应鼓励患者保持豁达开朗的心境和稳定的情绪，培养广泛的兴趣和爱好，同时指导患者家属为患者创造良好的生活氛围，避免引起患者情绪紧张、激动等不良刺激。

（二）休息和睡眠

注意规律生活，保证充足的休息和睡眠，可在睡前饮热牛奶 200 mL，或用 40~50 ℃温水泡足 30 min。

（三）饮食指导

强调低盐、低脂、低热量、低胆固醇饮食，多吃富含维生素的食物，多摄入含钾、钙高的食物，食盐量应控制在 3~5g/d，严重高血压病患者食盐控制在 1~2 g/d，饮食要定量、均衡、不暴饮暴食。同时适当减轻体重，有利于降压。

（四）戒烟限酒

告知患者吸烟可升高血压，过量饮酒会导致高血压。应控制乙醇不超过30 mL/d。少喝咖啡，可饮绿茶，绿茶中含有大量活性物质如茶多酚，具有抗氧化、清除氧自由基、保护血管、降低脂肪的功能，从而有利于高血压的治疗。

（五）运动指导

患者应根据自身爱好和力所能及的运动量进行适当运动，如散步、慢跑、打太极拳、练体操等有氧运动。运动时间初始为 10~15 min，一般为 30 min，3~5 次/周，循序渐进。如运动中出现胸闷、心悸等应立即停止运动。

（六）血压监测指导

建议患者自购血压计，指导患者和家属正确测量血压的方法，做到"四定"，即定体位、定血压计、定时间、定测量部位。观察血压变化，每天 2 次，并做好记录。

（七）用药指导

由于高血压是一种慢性病，需要长期、终身的服药治疗，需要患者和家属的积极配合，因此向其讲解服用药物的种类、用药方法、药物不良反应和服用药物的最佳时间，以便发挥药物的最佳效果和减少不良反应。

第六章　冠状动脉粥样硬化性心脏病的诊疗及护理

冠状动脉粥样硬化性心脏病指冠状动脉（冠脉）发生粥样硬化引起管腔狭窄或闭塞，导致心肌缺血缺氧或坏死而引起的心脏病，简称冠心病（coronary heart disease，CHD），亦称缺血性心脏病。冠心病是动脉粥样硬化导致器官病变的最常见类型，也是严重危害人类健康的常见病。本病多发生在40岁以后，男性发病早于女性，脑力劳动者多于体力劳动者，城市多于农村；经济发达国家发病率较高，近年来发病呈年轻化趋势，已成为威胁人类健康的主要疾病之一。

根据发病特点和治疗原则不同本病分为两大类：①慢性冠心病（chronic coronary artery disease，CAD），也称慢性心肌缺血综合征（chronic ischemic syndrome，CIS）。其包括稳定型心绞痛、缺血性心肌病和隐匿性冠心病等；②急性冠状动脉综合征（acute coronary syndrome，ACS），包括不稳定型心绞痛（unstable angina，UA）、非ST段抬高性心肌梗死（non-ST-segment elevation myocardial infarction，NSTEMI）和ST段抬高性心肌梗死（ST-segment elevation myocardial infarction，STEMI），也有将冠心病猝死包括在内。

第一节　稳定型心绞痛

稳定型心绞痛也称劳力性心绞痛，是指在冠状动脉严重狭窄的基础上，由于心肌负荷的增加而引起心肌急剧的、暂时的缺血与缺氧的临床综合征。其特点为发作性胸骨后压榨样疼痛，可放射至心前区和左上肢尺侧，常发生于劳力负荷增加时，一般持续数分钟，休息或用硝酸制剂后疼痛消失。

一、病因与发病机制

本病的基本病因是冠状动脉粥样硬化。其发病机制主要是冠状动脉存在狭窄或部分闭塞的基础上发生需氧量的增加。当冠状动脉粥样硬化至冠状动脉狭窄或部分闭塞时，其扩张性减弱，血流量减少，当心肌的血供减少到尚能应付平时的需要时，则休息时无症状。一旦心脏负荷突然增加，如劳累、激动、心力衰竭等使心脏负荷增加，心肌耗氧量增加时，而冠状动脉的供血却不能相应地增加以满足心肌对血液的需求时，即可引起心绞痛。

二、临床表现与诊断

（一）临床表现

1. 症状

以发作性胸痛为主要临床表现，疼痛特点如下。

（1）部位：主要在胸骨体上段或中段之后，可波及心前区；界线不清楚，常放射至左肩、左臂内侧达环指和小指，偶有或至颈咽部或下颌部、上腹部并伴消化道症状。

（2）性质：胸痛常为压迫、发闷或紧缩性，也可有烧灼感，但不尖锐，偶伴濒死的恐惧感。发作时，患者往往不自觉地停止原来的活动，直至症状缓解。

（3）诱因：发作常由体力劳动或情绪激动所激发，如饱食、寒冷、吸烟、心动过速、休克等亦可诱发。疼痛发生于劳力或激动的当时，而不是在一天劳累之后。

（4）持续时间：疼痛出现后常逐步加重，然后在 3~5 min 内逐渐消失，可数天或数周发作一次，亦可 1d 内发作多次。

（5）缓解方式：一般在停止原来诱发症状的活动后即缓解。舌下含服硝酸甘油等硝酸酯类药物能在数分钟内使之缓解。

2. 体征

心绞痛发作时患者面色苍白、表情焦虑、皮肤冷或出冷汗、心率增快、血压升高，心尖部听诊有时出现奔马律，短暂心尖部收缩期杂音，是乳头肌缺血以致功能失调引起二尖瓣关闭不全所致。

（二）辅助检查

1. 心电图

患者休息时心电图 50% 以上属正常，异常心电图包括 ST 段和 T 波改变、房室传导阻滞、束支传导阻滞、左束支前分支或后分支传导阻滞、左心室肥大或心律失常等，偶有陈旧性心肌梗死表现。疼痛发作时心电图可呈典型的缺血性 ST 段压低的改变（≥ 0.1 mV），R 波为主的导联中，ST 段压低，T 波平坦或倒置。心电图负荷试验及 24 h 动态心电图可显著提高缺血性心电图的检出率。

2. X 线检查

对稳定型心绞痛并无特殊的诊断意义，但有助于了解其他心肺疾病的情况，如有无心影增大、肺充血等，帮助鉴别诊断。

3. 放射性核素检查

利用放射性 ^{201}T1（铊）心肌显像所示灌注缺损提示心肌供血不足或血供消失，对心肌缺血诊断较有价值。近年来，有用 ^{99m}Tc-MIBI 取代 ^{201}T1 做心肌显像，可取得与之相似的良好效果。

4. 多层螺旋 CT 冠状动脉成像（CTA）

通过冠状动脉二维或三维重建来判断冠状动脉的管腔狭窄程度和管壁钙化情况，对判断管壁内斑块分布范围和性质有一定的意义。有较高的阴性预测价值，若未见狭窄病变，一般可不进行有创检查。但 CT 冠状动脉造影对狭窄病变及程度有一定限度，特别当钙化存在时会显著影响狭窄程度的判断，而钙化在冠心病者中相当普遍，因此仅作为参考。

5. 超声心动图

可探测到缺血区心室壁的运动异常，也可测定左心室功能，射血分数降低者预后差。

6. 冠状动脉造影

为有创检查手段，目前仍然是诊断冠心病的金标准。选择性冠状动脉造影是通过对冠状动脉注入少量含碘对比剂，在不同的投射方位下摄影可使左、右冠状动脉及其主要分支得到清楚的显影，具有确诊价值。

（三）诊断

据典型的发作特点和体征，含服硝酸甘油后缓解，结合年龄和存在的冠心病易患因素，除外其他原因所致的心绞痛，一般即可确立诊断。发作时心电图检查可见 ST-T 改变，症状消失后 ST-T 改变逐渐恢复，支持心绞痛诊断。诊断仍有困难者可做无创检查如心电图运动负荷试验、冠状动脉 CTA 或考虑行有创检查如选择性冠状动脉造影。

三、治疗原则

调整生活方式、纠正冠心病易患因素，改善冠状动脉的血供和降低心肌耗氧，减轻症状和缺血的发作，改善生活质量，治疗冠状动脉粥样硬化，预防心肌梗死和死亡，延长寿命。

（一）发作时治疗

（1）休息发作时应立即休息，一般患者在停止活动后症状逐渐消除。

（2）药物治疗较重的患者发作可选用较快速的硝酸酯类制剂。这类药物能较快地松弛血管平滑肌，除扩张冠状动脉外还使全身血管尤其是静脉扩张，从而减少回心血量，降低心脏前后负荷。该药还可减少心室容量、降低室壁张力，减少心脏机械活动、心排血量和血压，因而降低心肌耗氧量，从而缓解心绞痛。

（二）缓解期的治疗

1. 一般治疗

一般不需要卧床休息，应尽量避免各种已知的可以避免的诱发因素。调节饮食，特别是一次进食不应过饱；禁烟、酒。调整日常生活与工作量；减轻精神负担，保持适当的体力活动，以不导致发生疼痛为宜。

2. 药物治疗

以改善缺血、减轻症状、改善预后的药物为主。

（1）减轻症状及改善缺血药物。

①β 受体拮抗药：能抑制心脏 β 肾上腺素受体，减慢心率、降低血压、减低心肌收缩力以减少心肌耗氧量，从而缓解心绞痛的发作和增加运动耐量。用药后要求静息心率降至 55~60 次/分，严重心绞痛患者如无心动过缓症状，可降至 50 次/分。β 受体拮抗药能降低心肌梗死后稳定型心绞痛患者死亡和再梗死的风险。推荐使用无内在拟交感活性的选择性 $β_1$ 受体拮抗药，如美托洛尔、阿替洛尔及比索洛尔。只要无禁忌证（严重心动过缓和高度房室传导阻滞，窦房结功能混乱，支气管痉挛或支气管哮喘），β 受体拮抗药应作为稳定型心绞痛的初始治疗药物。

②硝酸酯类制剂：为内皮依赖性血管扩张剂，能减少心肌需氧和改善心肌灌注，从而改善心绞痛的症状，并有预防和减少心绞痛发作的作用。常用的药物有二硝酸异山梨酯、单硝酸异山梨酯、硝酸甘油。长效硝酸酯制剂用于减低心绞痛发作的频率和程度，并可能增加运动耐量。长效硝酸酯制剂不适宜用于心绞痛发作的治疗，而适宜用于慢性长期治疗。每天用药时应注意给予足够的无药间期，以减少耐药性的发生。硝酸酯类药物的不良反应包括头痛、面色潮红、心率反射性加快和低血压。

③钙通道阻滞药：抑制钙离子进入心肌细胞及平滑肌细胞，也抑制心肌细胞-收缩耦联中钙离子的利用。因而抑制心肌收缩，减少氧耗；扩张冠状动脉，解除冠状动脉痉挛，改善心内膜下心肌的供血；扩张周围血管，降低动脉压，减轻心脏负荷；还降低血黏度，抗血小板聚集，改善心肌的微循环。常用药物有维拉帕米、硝苯地平控释片、氨氯地平。不良反应有头痛、头晕、便秘、失眠、颜面潮红、下肢水肿、低血压等。

④代谢性药物：曲美他嗪通过抑制脂肪酸氧化和增加葡萄糖代谢提高氧的利用率而治疗心肌缺血，缓解心绞痛。

⑤中医中药治疗：以活血化瘀、芳香温通及中医辨证施治等治疗为主。常用药物有麝香保心丸、复方丹参滴丸等。

（2）预防心肌梗死和改善预后的药物。

①阿司匹林：通过抑制环氧化酶和血栓烷（TXA2）的合成达到抗血小板聚集作用。可降低心肌梗死、脑卒中或心血管性死亡的风险，所有患者只要没有用药禁忌证都应服用阿司匹林。阿司匹林最佳剂量范围为 75～150 mg/d，抑制每天新生血小板的 10%。主要不良反应为胃肠道出血或阿司匹林过敏。

②氯吡格雷：通过选择性不可逆的抑制血小板二磷酸腺苷（ADP）受体而阻断 ADP 依赖激活的 GP Ⅱ b/Ⅲ a 复合物，有效减少 ADP 介导的血小板激活和聚集。其主要用于支架置入术后及阿司匹林有禁忌证的患者。常用维持剂量为 75 mg/d，1 次口服。

③他汀类药物：能有效降低血清总胆固醇（TC）和低密度脂蛋白胆固醇（LDL-C）含量，能延缓斑块进展，对斑块稳定和抗炎等起有益作用。患者使用他汀类药物治疗的主要目标为降低 LDL-C，根据危险程度不同，LDL-C 的目标值不同，并根据 LDL-C 水平调整剂量。常用药物有辛伐他汀、阿托伐他汀、瑞舒伐他汀。在应用药物时要严密监测氨基转移酶及肌酸激酶等生化指标，及时发现药物可能引起的肝损害和肌病。

④血管紧张素转化酶抑制药（ACEI）或血管紧张素受体阻滞药（ARB）：在稳定型心绞痛患者中，合并糖尿病、心力衰竭或左心室收缩功能不全的高危患者应使用 ACEI 类药物。其作用与 ACEI 降压、保护内皮功能及抗炎作用有关。常用药物有卡托普利、依那普利、培哚普利、贝那普利、雷米普利。不能耐受 ACEI 类药物者可用 ARB 类药物替代。

3. 血管重建治疗

（1）经皮冠状动脉介入治疗（percutaneous coronary intervention，PCI）：是一组经皮介入治疗。对于药物治疗后仍有心绞痛发作，而且狭窄的血管中到大面积存活心肌的患者或介入治疗后复发、管腔再狭窄的患者，可考虑行 PCI 治疗，包括经皮球囊冠状动脉成形术（PTCA）、冠状动脉内支架置入术、冠状动脉内旋切术、旋磨术等。随着新型药物洗脱支架及新型抗血小板药物的应用，冠状动脉介入治疗的效果也有提高，已成为治疗本症的重要方法。

（2）冠状动脉旁路移植术（coronary artery bypass graft，CABG）：通过取患者的自身大隐静脉作为旁路移植材料，一端吻合在主动脉，另一端吻合在有病变的冠状动脉段的远端；或游离内乳动脉与病变冠状动脉远端吻合，引主动脉血流以改善病变冠状动脉所供血心肌的血液供应。

四、常见护理问题

（一）疼痛

1. 相关因素

与心肌急剧、短暂的缺血、缺氧，冠状动脉痉挛有关。

2. 临床表现

阵发性胸骨后疼痛。

3. 护理措施

（1）休息与活动：心绞痛发作时立即停止活动，就地休息，必要时卧床休息，并密切观察。

（2）心理护理：安慰患者，消除紧张不安，以减少心肌耗氧量。医护人员守候在患者床边，以增加其安全感。

（3）给氧。

（4）疼痛观察：评估胸痛部位、性质、程度、持续时间，密切观察患者神志面色变化，嘱患者疼痛加重时，及时告知医护人员，描记疼痛发作时心电图。

（5）用药护理：①心绞痛发作时给予硝酸甘油 0.5 mg 舌下含服，1~2 min 即开始起作用，约 30 min 作用消失。观察药物疗效，观察胸痛变化情况，监测血压、心率变化。延迟见效或完全无效时提示患者并非患冠心病或为 ACS 的可能，应及时报告医师。部分患者用药后出现面色潮红、头部胀痛、头晕、心动过速、心悸等不适，告知患者为硝酸酯类药物不良反应，以解除患者顾虑。第 1 次含用硝酸甘油时，应注意可能发生直立性低血压，嘱患者宜平卧片刻。②应用他汀类药物时，应注意监测氨基转移酶及肌酸激酶等生化指标，及时发现药物可能引起的肝损害和肌病，尤其在采用大剂量他汀类药物进行强化调脂治疗时，应注意监测药物的安全性。

（6）减少或避免诱因：做好患者宣教工作，避免过度劳累、情绪激动，保持大便通畅，禁烟酒。

（二）活动无耐力

1. 相关因素

与心肌氧的供需失调有关。

2. 临床表现

疲乏无力、活动持续时间短。

3. 护理措施

（1）评估活动受限的程度：评估患者心绞痛严重程度及活动受限程度。

（2）制订合理的活动计划：心绞痛发作时应立即停止活动，缓解期一般不需要卧床休息。鼓励患者参加适当的体力劳动和体育锻炼，循序渐进，最大活动量以不发生心绞痛症状为度。避免精神紧张的工作和长时间工作。适当运动有利于侧支循环建立，提高患者活动耐力。

（3）活动中不良反应的观察与处理：观察活动中有无呼吸困难、胸痛、脉搏增快等反应（患者年龄为可以接受的最大脉搏数）。一旦出现症状，立即停止活动，并及时予以处理，如含服硝酸甘油、吸氧等。

（三）焦虑

1. 相关因素

与心绞痛反复发作、疗效不理想有关。

2. 临床表现

睡眠不佳，缺乏自信心、思维混乱。

3. 护理措施

（1）向患者讲解心绞痛的治疗是一个长期过程，需要有毅力，鼓励其说出内心的想法，针对其具体心理情况给予指导和帮助。

（2）心绞痛发作时，尽量陪伴患者，多与患者沟通，指导患者掌握心绞痛发作的有效应对措施。

（3）及时向患者分析讲解疾病好转信息，增强患者的治疗信心。

（4）告知患者不良的心理状况对疾病的负面影响，鼓励患者进行舒展身心的活动，如看报纸、听音乐等，转移患者注意力。

（四）知识缺乏（特定的）

1. 相关因素

与患者缺乏知识来源，认知能力有限有关。

2. 临床表现

患者不能说出心绞痛相关知识，不知道如何避免相关诱发因素。

3. 护理措施

（1）避免诱发心绞痛的相关因素：如情绪激动、饱食、焦虑不安等不良心理状态。

（2）告知患者心绞痛的症状为胸骨后疼痛，可放射至左臂、颈、胸，常为压迫或紧缩感。

（3）指导患者服用硝酸甘油的注意事项（详见健康教育部分）。

（4）提供简单易懂的书面或影像资料，使患者了解自身疾病的相关知识。

五、健康教育

（一）心理指导

告知患者需保持良好心态，因精神紧张、情绪激动、饱食、焦虑不安等不良心理状态可诱发和加重病情。患者常因不适而烦躁不安，且伴恐惧，此时鼓励患者表达感觉，告知尽量做深呼吸、放松情绪才能使疾病尽快消除。

（二）饮食指导

1. 减少饮食热能，控制体重

少量多餐（每天4~5餐），晚餐尤应控制进食量，饭后散步，切忌暴饮暴食，避免过饱；减少脂肪总量，限制饱和脂肪酸和胆固醇的摄入量，增加不饱和脂肪酸；限制单糖和双糖摄入量，供给适量的矿物质及维生素，戒烟戒酒。

2. 在食物选择方面，应适当控制主食和含糖零食

多吃粗粮、杂粮，如玉米、小米、荞麦等；禽肉、鱼类，以及核桃仁、花生、葵花籽等硬果类含不饱和脂肪酸较多，可多食用；多食蔬菜和水果，尤其是超体重患者，更应多选用带色蔬菜，如菠菜、油菜、番茄、茄子和带酸味的新鲜水果，如苹果、橘子、山楂，多食用豆油、花生油、菜油及香油等植物油；蛋白质按劳动强度供给，冠心病患者蛋白质按2g/kg供给。尽量多食用黄豆及其制品，如豆腐、豆干等，其他如绿豆、赤豆。

3. 禁忌食物

忌烟、酒、咖啡及辛辣的刺激性食品；少用猪油、黄油等动物油烹调；禁用动物脂肪高的食物，如猪肉、牛肉、羊肉及含胆固醇高的动物内脏、动物脂肪、脑髓、贝类、乌贼鱼、蛋黄等；食盐不宜多用，每天2~4g；含钠味精也应适量限用。

（三）作息指导

制订固定的日常活动计划，避免劳累。避免突发性的劳力动作，尤其在较长时间休息以后。如凌晨起来后活动动作宜慢。心绞痛发作时，应停止所有活动，卧床休息。频发或严重心绞痛患者，应绝对卧床休息，严格限制体力活动。

（四）用药指导

1. 硝酸酯类

硝酸甘油是缓解心绞痛的首选药物。

（1）心绞痛发作时可用短效制剂 1 片舌下含服，勿吞服，1~2 min 即开始起作用，一般可持续 30 min。如药物不易溶解，可轻轻嚼碎继续含化。

（2）应用硝酸酯类药物时可能出现头晕、头胀痛、头部跳动感、面红、心悸等症状，继续用药数日后可自行消失。

（3）硝酸甘油应储存在棕褐色的密闭小玻璃瓶中，防止受热、受潮，使用时应注意有效期，每 6 个月需更换药物。如果含服药物时无舌尖麻刺、烧灼感，说明药物已失效，不宜再使用。

（4）为避免直立性低血压所引起的晕厥，用药后患者应平卧片刻，必要时吸氧。长期反复应用会产生耐药性而效力降低，但停用 10d 以上，复用可恢复效力。

2. 长期服用 β 受体拮抗药

如使用阿替洛尔（氨酰心安）、美托洛尔（倍他乐克）时，应指导患者用药。

（1）不能随意突然停药或漏服，否则会引起心绞痛加剧或心肌梗死。

（2）应在饭前服用，因食物能延缓此类药物吸收。

（3）用药过程中注意监测心率、血压、心电图等。

3. 钙通道阻滞药

目前不主张使用短效制剂（如硝苯地平），以减少心肌耗氧量。

（五）特殊及行为指导

（1）寒冷刺激可诱发心绞痛发作，不宜用冷水洗脸，洗澡时注意水温及时间。外出应戴口罩或围巾。

（2）患者应随身携带心绞痛急救盒（内装硝酸甘油片）。心绞痛发作时，立即停止活动并休息，保持安静。及时使用硝酸甘油制剂，如片剂舌下含服，喷雾剂喷舌底 1~2 下，贴剂粘贴在心前区。如果自行用药后，心绞痛未缓解，应请求协助救护。

（3）有条件者可以吸入氧气，使用氧气时，避免明火。

（4）患者洗澡时应告诉家属，不宜在饱餐或饥饿时进行，水温勿过冷过热，时间不宜过长，门不要上锁，以防发生意外。

（5）与患者讨论引起心绞痛的发作诱因，确定患者需要的帮助，总结预防发作的方法。

（六）病情观察指导

注意观察胸痛的发作时间、部位、性质、有无放射性及伴随症状，定时监测心率、心律。若心绞痛发作次数增加，持续时间延长，疼痛程度加重，含服硝酸甘油无效者，有可能是心肌梗死先兆，应立即就诊。

（七）出院指导

（1）减轻体重，肥胖者需限制饮食热量及适当增加体力活动，避免采用剧烈运动，防治各种可加重病情的疾病，如高血压、糖尿病、贫血、甲状腺功能亢进等。特别要控制血压，使血压维持在正常水平。

（2）慢性稳定型心绞痛患者大多数可继续正常性生活，为预防心绞痛发作，可在1h前含服硝酸甘油1片。

（3）患者应随身携带硝酸甘油片以备急用，患者及其家属应熟知药物的放置地点，以备急需。

第二节　冠状动脉粥样硬化性心脏病介入治疗与护理

一、选择性冠状动脉造影术

（一）概述

冠状动脉造影术（coronary arteriography，CAG）即向冠状动脉内注入对比剂，使心脏表浅且大的冠状动脉显影的方法。临床上可分为非选择性CAG和选择性CAG。非选择性CAG即将对比剂高压注入左心室或主动脉根部，使对比剂随血流同时进入左、右冠状动脉，左、右冠状动脉同时显影。但它常难以提供清晰的冠状动脉影像。而选择性CAG克服了此缺点，能够对冠状动脉解剖情况提供较满意效果，目前临床上已被广泛采用。

（二）冠状动脉解剖

冠状动脉是供给心脏的唯一动脉，分为左冠状动脉和右冠状动脉。

1. 左冠状动脉（left coronary artery，LCA）

起源于升主动脉左后方的左主动脉窦处，其开口位于左窦外侧中上部、窦嵴下1cm处。LCA发出后称左主干（left main，LM），而后分为左前降支

（left anterior descending，LAD）和左回旋支（left circumflex，LCX），LAD 沿前室间沟下行至心尖部或再向后终止在后室间沟近心尖部。沿途分出对角支（diagonal，D）及向室间隔垂直发出多个前穿隔支（septal，S）。LCX 沿左房室沟由心脏左前向左后绕行，沿途发出钝缘支（obtuse marginal，OM）、左房支（left auricular branch），有些左主干还直接发出一支粗大的中间支（intermediate artery 或 ramus），位于 LAD 和 LCX 夹角中央，因此左主干发出三大支，亦称"三叉型"。

2. 右冠状动脉（right coronary artery，RCA）

起源于升主动脉右前方的右主动脉窦处，其开口位于右窦外侧中上部、窦嵴下 1 cm 处，沿右房室沟由心脏右前方向右后绕行，沿途发出分支有：①圆锥支（conus branch，CB）；②窦房结支（sinus node，SN）；③右室支（right ventricular，RV）；④锐缘支（acute marginal，AM），⑤房室结支（A-V node，AVN）；⑥后降支（posterior descending artery，PD，亦称 posterior interventricular artery），在后室间沟内向下延伸到心尖，沿途向心脏后室间沟垂直发出多个后穿隔支；⑦左心室后侧支（posterior lateral，PL，亦称 retroventricular artery）。

（三）适应证和禁忌证

1. 适应证

（1）诊断目的适应证。

①临床怀疑冠心病，为明确诊断者。

②原因不明的心力衰竭、室性心动过速、心脏扩大、心电图异常 Q 波者。

③无临床症状但运动试验阳性者。

（2）治疗目的适应证。

①临床诊断冠心病，需根据造影结果选择治疗方式者（如介入治疗、冠

状动脉旁路移植术或药物治疗）。

②急性心肌梗死患者急诊介入治疗或外科手术治疗者。

③血运重建术后心绞痛复发者。

（3）非冠心病适应证。

①瓣膜性心脏病伴胸痛时应行 CAG 明确诊断。

②各种瓣膜性心脏病、先天性心脏病年龄>45 岁以上者，行胸外科手术前常规 CAG 以排除合并冠心病。

③肥厚型心肌病有胸痛症状者应行 CAG，梗阻性肥厚型心肌病化学消融术前行 CAG 以确定手术方案。

2. 禁忌证

（1）各种急性感染期患者。

（2）严重心律失常及严重的高血压未加控制者。

（3）电解质紊乱，洋地黄中毒者。

（4）有出血倾向者，现有出血疾病者或正在抗凝治疗者。

（5）对比剂过敏者。

（6）其他脏器功能衰竭者或严重营养不良，难以忍受者。

（7）严重肝肾功能不全者。

（8）活动性心肌炎者。

二、经皮冠状动脉介入治疗

（一）概述

经皮冠状动脉介入治疗（percutaneous transluminal coronary intervention，PCI）又称为冠状动脉球囊成形术，是指采用经皮穿刺技术送入球囊导管或其他相关器械，解除冠状动脉狭窄或梗阻，重建冠状动脉血流的技术。其包括经皮冠状动脉腔内成形术（percutaneous transluminal coronary angioplasty，PTCA）、冠状动脉内支架置入术（intracoronary stent implantation），冠状动脉内旋切术、旋磨术和激光血管成形术等。通过治疗，原冠状动脉狭窄部位被扩张，血流增加，从而改善心肌的血流灌注，其治疗效果较药物治疗可靠且理想，又比心外科冠状动脉旁路移植术简便且痛苦小，是当今冠心病的主要治疗技术之一。

（二）适应证与禁忌证

1. 适应证

（1）临床适应证。

①不稳定型心绞痛。

②变异型心绞痛。

③急性心肌梗死（溶栓治疗后或急诊 PTCA）。

④高危性 PTCA，即左心室功能明显受损患者（LVEF<30%）。

⑤冠状动脉旁路移植术后心绞痛。

⑥高龄心绞痛患者（≥75 岁）。

（2）血管适应证。

①多支血管病变。

②冠状动脉旁路移植术后的血管桥（包括大隐静脉桥和内乳动脉桥）及被旁路移植后的冠状动脉本身病变。

③被保护的左主干病变。

（3）病变适应证：血管远端、管状长节段（>10 mm）、偏心性、钙化、不规则、位于血管分叉处，一支多处病变、病变部位成角度（>45°）、新近完全阻塞（<3 个月）、冠状动脉口病变、有溃疡或血栓形成的病变等。

2. 禁忌证

（1）长期心绞痛（>2年）为僵硬或钙化性冠状动脉病变，长度>20 mm 者。

（2）冠状动脉血管扭曲，走行弯曲过大者。

（3）冠状动脉左主干狭窄或高度偏心狭窄，或冠状动脉远端狭窄或血管完全闭塞者。

（4）病变累积主要分支点，扩张时粥样斑块可能被压入邻近分支血管而引起阻塞者。

（5）左心室明显肥厚或扩大及左心室功能明显减退者。

（6）狭窄>50%而临床症状不明显者。

（7）无冠状动脉旁路移植条件或患者拒绝做冠状动脉旁路移植术者。

（三）方法

1. 经皮冠状动脉腔内成形术

经皮穿刺周围动脉（常用桡动脉或股动脉）将带球囊的导管送入冠状动脉到达狭窄节段，扩张球囊使狭窄管腔扩大，是冠状动脉介入治疗中最基本的手段。

2. 冠状动脉内支架置入术

将不锈钢或合金材料制成的支架置入病变的冠状动脉内，支撑其管壁，以保持管腔内血流畅通。其是在 PTCA 基础上发展而来的，目的是防止和减少 PTCA 后急性冠状动脉闭塞和后期再狭窄，以保证血流通畅。

3. 冠状动脉斑块旋磨术

是用物理的方法将动脉硬化斑块祛除，是临床上应用较多的一种祛除粥样硬化斑块的手段。其适应证包括在血管内膜呈环形表浅严重钙化、导引钢丝已通过病变但球囊导管不能跨越，或者在支架置入前预扩张球囊不能对狭窄病变做充分扩张时，可考虑使用冠状动脉斑块旋磨术。

三、护理

（一）术前护理

（1）术前检查：完善相关检查（心电图、血常规、凝血功能、肝肾功能、胸部 X 线、超声心电图等）。

（2）术前禁食、禁水 4 h。

（3）术前口服抗血小板药物，术前 3 d 开始口服阿司匹林 100 mg/d，对未服用过阿司匹林而需急诊 PCI 者，应于治疗前立即给予 300 mg 嚼服。对计划行 PCI 者还应口服氯吡格雷，术前 3 d 开始服氯吡格雷 75 mg/d，未服用过的患者应于 6 h 前服用氯吡格雷，负荷剂量为 300 mg，术前准备时间不足 6 h 者，需服用 600 mg 负荷剂量。

（4）非术侧上肢留置静脉套管针。

（5）术前练习床上大小便（避免因术后体位改变而引起尿潴留）。

（6）病号服贴身穿，术前排空小便后送至导管室。

（7）慢性肾功能不全，或对比剂肾病高危患者应于术前 6~8 h 开始静脉滴注生理盐水 100 mL/h 水化，直至术后 6~8 h。

（8）向患者及其家属介绍手术方法及意义，以解除思想顾虑和精神紧张，必要时手术前晚遵医嘱给予口服镇静药以保证充足睡眠。

（二）术中配合

（1）严密监测生命体征、心律、心率变化，准确记录压力数据，如出现异常应及时通知医师并配合处理。

（2）告知患者如术中有心悸、胸闷等不适，应立即通知医师。球囊扩张时偶有胸闷、心绞痛发作症状时，应做好解释工作，并给予相应处理。

（3）维持静脉通道通畅，准确、及时给药。

（4）完成术中记录，备齐急救药品、物品和器械，以供急需。

（三）术后护理

（1）在桡动脉穿刺者的穿刺处会安置血管压迫器以防出血，通常在压迫2 h后医护人员会根据情况逐渐放松。要密切观察和处理压迫过程中右手可能会出现的胀痛感。

（2）股动脉穿刺术后将安置血管缝合器，术后应制动6 h，未安置血管缝合器者术后制动12 h，穿刺处上方放置沙袋压迫止血。

（3）术后30 min如无不适即可进食、水，建议食用易消化、避免产气食物（豆浆、牛奶等禁用），且建议饮水1500 mL左右，促进造影剂的排出，减少肾的负担。

（4）心电监护，密切观察有无心律失常、心肌缺血、心肌梗死等急性期并发症。术后每30 min测血压1次，共测6次，如血压平稳，改为每小时测血压1次。

（5）抗凝治疗术后使用肝素或低分子量肝素抗凝，注意观察有无出血倾向，如伤口渗血、牙龈出血、鼻出血、血尿、血便、呕血等。

（四）术后负性效应的观察与护理

（1）穿刺处血管损伤并发症：①术区出血或血肿，经股动脉穿刺者，嘱患者术侧下肢保持伸直位，术后密切观察患者术区有无出血、渗血、血肿，必要时重新包扎，并适当延长制动时间。经桡动脉穿刺者观察术区加压包扎是否有效，松紧度是否得当，监测桡动脉搏动情况，测指端末梢氧饱和度，观察指端血流情况。对于局部血肿者，予以冰袋冷敷并观察出血情况。②腹膜后出血或血肿，常表现为低血压、贫血貌、腹股沟区疼痛、张力高和压痛，一旦确诊应立即补液、输血和压迫止血等处理，必要时行外科修补止血，否则可因失血性休克而死亡。③假性动脉瘤和动静脉瘘，多在鞘管拔除后1~3 d 形成，前者表现为穿刺局部出现搏动性肿块和收缩期杂音，后者表现为局部连续性杂音。一旦确诊，局部加压包扎处理，如不能愈合可行外科修补手术。④穿刺处动脉血栓形成或栓塞，术后应注意观察双下肢足背动脉搏动情况，皮肤颜色、温度、感觉等，发现问题及时通知医师。穿刺处静脉血栓形成或栓塞，可引起致命性肺血栓，术后应观察患者有无咳嗽、呼吸困难、咯血或胸痛，需积极配合并给予抗凝或溶栓治疗。⑤骨筋膜室综合征，发生于经桡动脉穿刺者，为严重的并发症，发生率低。当前臂血肿快速进展引起骨筋膜室压力增高至一定程度时，可导致桡动脉、尺动脉受压，进而引发手部缺血、坏死，应尽快行外科手术治疗。

（2）低血压：多为拔鞘管时伤口局部加压引发血管迷走神经反射所致。拔管时跟患者做好解释，安慰患者，按压伤口的力度不宜过大。密切观察心率、心律、呼吸、血压变化，及早发现病情变化。备齐阿托品、多巴胺等急救药品，积极配合医师抢救。

（3）尿潴留：患者经股动脉穿刺后需卧床休息，但不习惯床上排尿而造成尿潴留。护理措施：术前训练床上排尿；做好心理疏导；诱导排尿，如听流水声、吹口哨、温水冲洗会阴部。必要时留置导尿管。

（4）腰酸、腹胀：由于经股动脉穿刺者术后要求平卧、术侧肢体伸直制动体位所致。应告知患者可适当活动另一侧肢体，起床后腰酸、腹胀会消失。

第七章　再生障碍性贫血的诊疗及护理

再生障碍性贫血简称再障，是由化学、物理、生物因素或不明原因所引起的骨髓造血功能衰竭，以骨髓造血细胞增生减低和外周血全血细胞减少为特征，骨髓无异常细胞浸润和网状纤维增多，临床以贫血、出血和感染为主要表现。

第一节　急性再生障碍性贫血

急性再生障碍性贫血（重症再障Ⅰ型），临床上以进行性贫血、出血、感染和全血细胞减少为主要表现。发病以青壮年居多，男性多于女性。

一、病因与发病机制

（一）病因

1. 药物因素

常见引发此病的药物有氯霉素、合霉素、解热镇痛药及含此类药物的制剂、磺胺类、四环素类、抗癌药、保泰松、异烟肼、驱虫药、杀虫药、农药、无机砷等。

2. 化学毒物

苯及其衍生物和再障的关系已被许多试验研究所肯定，苯中毒引发的再障可呈慢性型，也可呈严重型，以后者居多。

3. 电离辐射

如各种射线，均能影响更新的细胞组织，直接损害造血干细胞和骨髓微环境。长期超剂量放射线照射可致再障。

4. 生物因素

患病毒性肝炎后继发再障，多在肝炎后 2 个月内发病，病情严重，病死率高。

5. 其他

妊娠可并发再障，机制不详；体质因素，如范科尼贫血、阵发性睡眠注血红蛋白尿（PNH），约 25% 的 PNH 患者在病情的某一阶段发生再障。

（二）发病机制

本病发病机制尚不完全明了，根据近年来的研究发现，再障的发生主要是骨髓造血微环境的改变和干细胞受损。近年有的试验证明再障的原因并非单独由于骨髓微环境损害所致，可能与宿主干细胞的受损也有关系。总之，再障的发病机制尚未十分明了，已知因素是骨髓多能干细胞及微环境受损而产生一系列功能与形态变化，进一步导致全血细胞减少。最近发现再障患者可有淋巴细胞总数下降，E-玫瑰花结绝对值、皮肤超敏反应和巨噬细胞功能有不同程度降低，人类白细胞抗原（human leukocyte antigen，HLA）表型与再障发病存在明显相关性，对于端粒缩短及端粒酶基因突变与再障发病之间的关系，也是近年再障研究热点之一。急性型尚有裂解素和 γ 球蛋白减低，故产生再障的原因尚有免疫因素。

二、临床表现与分型

（一）临床表现

1. 贫血

发病急，病情重，进展迅速。贫血多呈进行性加重，苍白、乏力、头晕、心悸和气短等症状明显。

2. 感染

多数患者有发热，体温在38 ℃以上，个别患者自发病到死亡，均处于难以控制的高温之中。其中，以呼吸道感染最为常见，其他有消化道、泌尿生殖系统及皮肤感染等。感染的菌种以革兰阴性杆菌、金黄色葡萄球菌和真菌为主，常合并败血症。

3. 出血

所有脏器都可有出血。皮肤出血表现为出血点或大片的瘀斑，口腔黏膜有小血泡，可有鼻出血、牙龈出血、眼结合膜出血等。临床上可见呕血、便血、尿血，女性有阴道出血，其次为眼底出血和颅内出血，后者常危及生命。出血部位由少到多，由浅表转为内脏，常预兆会有更严重的出血发生。

（二）分型诊断

1. 急性再障

亦称重型再障Ⅰ型。

（1）临床表现：发病急，贫血呈进行性加剧，常伴严重感染，内脏出血。

（2）血象：除血红蛋白下降较快外，需具备下列诸项中之两项，①网织红细胞<1%，绝对值<15×10^9/L；②白细胞计数明显下降，中性粒细胞绝对值<0.5×10^9/L；③血小板<20×10^9/L。

（3）骨髓象：①多部位增生减低，三系造血细胞明显减少，非造血细胞增多，如增生活跃有淋巴细胞增多；②骨髓小粒中非造血细胞及脂肪细胞增多。

2. 慢性再障

（1）临床表现：发病慢，贫血、感染和出血较轻。

（2）血象：血红蛋白下降速度较慢，网织红细胞、白细胞、中性粒细胞及血小板值常较急性再障为高。

（3）骨髓象：三系或两系减少，至少一个部位增生减低，如增生活跃，红系中常有炭核晚幼红细胞比例增多，巨核细胞明显减少；骨髓小粒脂肪细胞及非造血细胞增多。

（4）病程中如病情变化，临床表现、血象及骨髓象与急性再障相同，称重型再障Ⅱ型。

三、治疗原则

（一）祛除病因

禁止使用影响造血功能的药物；除必须检查外，避免与放射线接触；有病毒性肝炎者，积极治疗肝炎。

（二）支持治疗

入院后应行保护性隔离，预防性使用抗生素和抗真菌药物，必要时输注红细胞和血小板支持治疗。目前成分输血较普遍，根据血液有形成分缺少及出血、感染等情况，可采用相应的成分输血。出血倾向明显，可用酚磺乙胺、氨甲苯酸、维生素 K、维生素 C 等。非胃肠道出血，还可加地塞米松或氢化可的松静脉滴注。感染：中性粒细胞减少，当 $<0.5 \times 10^9/L$ 时，感染不可避

免，需注意皮肤、口腔、肛周卫生及饮食卫生。避免污染各种插管。粒细胞缺乏者，可入住无菌层流病房，减少感染机会，并每天注射非格司亭增加白细胞计数。

（三）免疫抑制治疗

1. 抗淋巴细胞球蛋白（ALG）、抗胸腺细胞球蛋白（ATG）

本品具有针对免疫活性 T 细胞抑制细胞介导免疫的功能，它们能诱发 T 细胞增殖，使造血功能恢复。抗淋巴细胞球蛋白及异源的骨髓移植，已成为治疗再生障碍性贫血的主要手段。

2. 环孢素（CSA）

是一种 Ts 细胞 Tc 细胞克隆的杀伤剂，可纠正再障患者的免疫紊乱，促使重症再障的骨髓造血功能恢复。

（四）骨髓移植

骨髓移植是治疗再障的最佳方法，且能达到根治目的，但不到30%患者有合适的供者。移植后长期无病存活率可达 60%～80%，但移植需尽早进行，防止输血过多导致移植排斥的发生率升高。应选择具有 HLA 配型相合的同胞供者进行移植。

（五）造血细胞因子和联合治疗

国外采用 ALG、CSA、rhG-CSF 和甲泼尼龙联合使用，以及隔离病房的应用，治疗重型再障的缓解率逐步升高，有效率已达到100%。

四、常见护理问题

（一）出血

1. 相关因素

骨髓增生低下，导致血小板减少；骨髓被某些因子取代。

2. 主要表现

皮肤可见出血点、瘀斑；鼻出血、牙龈出血；咯血、呕血、便血、血尿；头痛、呕吐、颈项强直等颅内出血表现。

3. 护理措施

（1）监测血小板计数：密切观察有无出血的症状，如皮肤黏膜有无出血点或瘀斑，呕吐物中有无隐血、血尿、血便，以及呕吐、头痛、视物模糊、意识障碍等，发现上述症状，应立即报告医师。

（2）血小板数低于 $50×10^9/L$ 时，嘱患者注意休息，勿进行剧烈活动；当低于 $20×10^9/L$ 时，嘱患者绝对卧床休息。

（3）指导患者预防出血，如禁止用手挖鼻孔、牙签剔牙、用力搔抓皮肤、用剃须刀片刮胡须等。

（4）为患者进行各项护理操作时，如皮肤护理、口腔护理等，动作应轻柔，以免引起或加重出血。

（5）尽量避免肌内注射、静脉穿刺等侵入性操作，应于注射后延长按压针孔的时间。

（6）避免灌肠、试肛表等操作，以防刺破黏膜而出血。

（7）必要时，遵医嘱输血小板，输入前常规给予抗过敏药，输入后注意观察有无输血反应。

（二）感染

1. 相关因素

与白细胞功能低下，数量降低；骨髓功能低下；在疾病进程中，免疫功能受损有关。

2. 主要表现

发热、咽喉疼痛、脉速；咳嗽、咳痰；尿频、尿急、尿痛；腹泻、腹痛、肠鸣音亢进；肛周疼痛、口腔溃疡疼痛等。

3. 护理措施

（1）监测白细胞计数、粒细胞计数，密切观察患者有无局部或全身感染的出现，如发热、寒战、不适、疼痛等。如发现异常，应立即报告医师。

（2）粒细胞绝对值低于 $0.5×10^9/L$ 时，应对患者进行保护性隔离。限制探视，禁止与有感染的人接触。

（3）每天开窗通风 2 次，每次 15~30 min；每天紫外线照射 2 次，每次 30~60 min，每月进行一次空气培养，以保证室内空气新鲜，减少细菌数。

（4）给患者进高蛋白、高热量、高维生素、易消化饮食。

（5）告诉患者经常洗手，协助患者做好各种生活护理，如保持皮肤、口腔、鼻腔、眼、肛周、会阴等处的清洁，以防止局部感染。

（6）进行无菌操作时，严格执行无菌操作原则。

（7）遵医嘱给予抗生素，注意观察药物疗效及不良反应。

（三）体温过高

1. 相关因素

与白细胞功能低下、数量降低、机体免疫力低下有关。

2. 主要表现

畏寒发热，体温大于 39 ℃。

3. 护理措施

（1）卧床休息，限制活动量。每 4 小时测量体温、脉搏、呼吸一次，体温突然升高或骤降时，要随时测量生命体征，特别是血压的变化。

（2）给予清淡易消化的高热量、高蛋白、高维生素的半流质饮食。

（3）鼓励患者多饮水或选择喜欢的饮料，每天保证饮水量在 2000～3000 mL。

（4）出汗后要及时擦干汗液，保持皮肤清洁干燥，更换衣服，注意保暖。

（5）协助口腔护理，鼓励多漱口，口唇干裂时涂护唇油。

（6）体温超过 38.5 ℃时，给予头敷冰袋等物理降温，禁用乙醇擦浴，以防加重皮下出血。

（7）物理降温后半小时测体温、血压并记录。

（8）必要时遵医嘱给予退热药，并注意观察和记录降温效果。

（9）保持室内空气新鲜，每天通风 2 次，注意保暖。保持室温在 18～22 ℃，湿度为 50%～70%。

（四）活动无耐力

1. 相关因素

与贫血/由于红细胞数减少，而易疲劳；卧床时间过长；氧供需失衡有关。

2. 主要表现

全身软弱无力，不能下床，感头晕、乏力、心悸、晕厥。

3. 护理措施

（1）监测血红蛋白和红细胞计数，评估患者的活动能力。

（2）与患者及家属共同制订日常活动计划。指导患者有效地活动，完成所需要的活动量。

（3）根据患者的需要把常用的生活用品放在床边易取处，如呼叫器、水杯等，以减少体力消耗。

（4）满足患者卧床期间的生活需要，如协助喂饭、提供便器等，以减少能量消耗。

（5）遵医嘱输新鲜血或输红细胞以增加对各组织器官的供氧。

（6）遵医嘱给予刺激红细胞产生的药物，如红细胞生成素等。

（7）严重贫血应常规给予氧气吸入，做好用氧护理。

（五）恐惧

1. 相关因素

与病情凶险，进展迅速，疗效差；疾病对生命构成威胁有关。

2. 主要表现

患者拒绝治疗和行各种检查，要求家属陪伴；失眠、做噩梦。

3. 护理措施

评估患者恐惧的程度和应对恐惧的方法，鼓励患者表达自己的感受，对患者的恐惧表示理解。尽量解答患者提出的问题，说话速度要慢，语调要平静。经常给予可以帮助患者减轻恐惧状态的言语性或非言语性安慰，如握住患者的手、抚摸患者等。当患者做出可以减轻或消除恐惧的行为时，给予积极的鼓励。与患者及其家属共同制订护理计划，以取得配合，并按计划为患者提供连续性护理。指导患者使用自我镇静方法，来减少恐惧感，如深呼吸、听音乐等。

（六）知识缺乏

1. 相关因素

与患者缺乏知识来源、文化程度低、对再障的相关知识不了解有关。

2. 主要表现

患者对治疗方案不理解，不配合治疗与护理。

3. 护理措施

①评估患者目前所具有的知识水平、文化程度及能接受的程度，有利于制订适合个人的讲解计划。②用通俗易懂的语言向患者描述再障的诱因，满足患者的需要。③解释白细胞、红细胞、血小板的正常值及功能，讲述它们下降时预防出血和感染的方法，如卧床休息、减少探视等，以减少并发症的发生。④向患者解释各种检查化验的目的，如骨髓穿刺、腰椎穿刺、采指血等，以便患者密切配合治疗。⑤向患者解释目前用药的情况，如药物的名称、药理作用、剂量、用法等，并对特殊药物重点讲解，如激素、免疫抑制药等，防止自行停药，引起反跳现象的发生。⑥向患者介绍有关书籍，让患者了解更多再障的知识。

五、健康教育

（一）心理指导

急性再障患者因起病急、病情重、易产生较大的精神压力，所以要多关心、体贴患者，对于病情变化要给予耐心解释，使患者能正确面对疾病。

（二）饮食指导

讲解加强营养与促进机体康复的关系；鼓励患者多进食动物蛋白及高糖

类、富含维生素、易消化的食物，如瘦肉、动物内脏、大豆制品、蔬菜、新鲜水果等，避免食用过热饮食。高热或消化道出血时应进无渣半流质或流质饮食，消化道出血严重时应禁食。

（三）休息与活动指导

病情恶化者应绝对卧床休息，病情稳定后可适当活动。根据贫血的程度合理安排活动与休息，贫血严重的患者要嘱其卧床休息，避免过劳，防止骤起、骤立，起床时宜稍坐片刻后再下床活动，蹲位过久时要缓慢扶持起身，以免出现一过性脑缺血而晕厥，康复期患者可视身体状况逐渐增加活动量。

（四）出院指导

病情缓解出院的患者，要注意休息，避免劳累，气温变化时及时添加衣物，防止受凉；育龄妇女注意避孕；勿到公共场所，以免交叉感染，每1~2周追踪检查血常规，出现病情变化要随时就诊。

第二节 慢性再生障碍性贫血

慢性再生障碍性贫血临床上起病缓慢，病程漫长，大多在4年以上，有的患者病程长达10年以上。发病年龄多在2~46岁，仍以青壮年居多。

一、病因与发病机制

同急性再生障碍性贫血。

二、临床表现与诊断

(一) 临床表现

1. 贫血

起病和进展较缓慢，病情较急性再障轻。本病贫血呈慢性过程，常见苍白、乏力、头晕、心悸、活动后气短等表现。经输血症状可改善，但维持时间较短。

2. 感染

高热比急性再障少见，感染相对容易控制。

3. 出血

出血倾向较轻，以皮肤出血为主，内脏出血少见。久治无效的晚期患者有发生脑出血可能。此时，患者可出现剧烈的头痛和呕吐。

(二) 慢性再障的诊断

在临床及实验室指标达不到急性再障的诊断标准时，即可诊断为慢性再障；病程中如病情恶化，临床、血象及骨髓象与急性再障相似，则称为重型再障。

我国慢性再障的诊断标准如下：

1. 临床表现

发病缓慢，贫血、感染、出血均较轻。

2. 血象

血红蛋白下降速度较慢，网织红细胞、白细胞、中性粒细胞及血小板值常较急性再障为高。

3. 骨髓象

三系或两系减少，至少 1 个部位增生不良，巨核细胞明显减少；骨髓小粒中非造血细胞及脂肪细胞增加。

三、治疗原则

(一) 祛除病因

禁止使用影响造血功能的药物；除必须检查外，避免与放射线接触；有病毒性肝炎者，应积极治疗肝炎。

(二) 支持治疗

严重贫血时应当输血。目前成分输血较普遍，根据血液有形成分缺少及出血、感染等情况，可采用相应的成分输血。

(三) 激素的治疗

雄性激素类药物为治疗非重型再障的常用药。丙酸睾酮：每次 50~100 mg，每天肌内注射 1 次；司坦唑醇：为治疗慢性再生障碍性贫血最常用的药物之一，但对患者的肝功能损害明显，每次 2~4 mg，每天 3 次，口服。经甲雄酮：每天 15~60 mg，分 2~3 次口服。

(四) 骨髓兴奋剂

硝髓士的宁：方法为肌内注射 5 d，间隔 2 d，再重复进行，直至症状缓解。一叶萩碱：成人每天 8~16 mg，肌内注射，小儿酌减，连用 1.5~2 个月，可出现疗效，疗程不得少于 4 个月。

（五）其他

莨菪类药物主要是解除骨髓微环境的血管痉挛，调整其血流灌注，从而改善造血微环境。微量元素类药物，如氯化钴，钴能抑制细胞内呼吸酶，使细胞缺氧，从而刺激肾脏增加红细胞生成素的产生；免疫调节药的主要药物为左旋咪唑、肾上腺皮质激素类药物，疗程为3个月以上。

四、常见护理问题

（1）活动无耐力。

（2）知识缺乏。

（3）有感染的危险。

（4）焦虑。

（5）身体意象紊乱。

（6）潜在并发症：出血。

以上具体内容同急性再障。

五、健康教育

（一）心理指导

慢性再障患者病程长，治疗效果差，需长期输注血制品，易使患者产生较大的精神压力，要多关心、体贴患者，耐心给予解释，使患者能正确面对疾病。

（二）避免滥用药物及有害物质

向患者及其家属介绍本病的常见病因，如索米痛片、安乃近、氯霉素等对骨髓造血有害的药物，应避免滥用。避免接触 X 线、放射性物质、农药、苯等，定期复查血常规。

（三）饮食指导

讲解加强营养与促进机体康复的关系；鼓励患者多进食动物蛋白及高糖类、富含维生素、易消化的食物，如瘦肉、动物内脏、大豆制品、蔬菜、新鲜水果等，血小板低下时应进少渣半流质或流质饮食，防止消化道出血。

（四）休息与活动指导

病情稳定时可适当活动，加强锻炼，生活有规律。保持精神愉快、心情舒畅。避免过劳，防止骤起骤立，起床时宜稍坐片刻后再下床活动，蹲位过久时要缓慢扶持起身，以免出现一过性脑缺血致晕厥。

（五）避孕

育龄妇女注意避孕。

（六）出院指导

病情缓解出院的患者，要注意休息，避免劳累，气温变化时及时添加衣物，防止受凉。少去公共场所，以免交叉感染；一旦感染要及时有效地治疗。

第八章　特发性血小板减少性紫癜的诊疗及护理

特发性血小板减少性紫癜（idiopathic thrombocytopenic purpura，ITP）是因免疫机制使血小板破坏增多的临床综合征，也称为原发免疫性血小板减少症。根据临床表现、发病年龄、血小板减少的持续时间和治疗效果可将其分为急性和慢性两种类型。

一、发病机制

慢性ITP起病隐匿，多数患者病因不清，一旦发生感染，血小板计数和出血等表现加重。其原因与巨噬细胞的吞噬功能有关。同时细菌可直接损害巨核细胞，使血小板的产生减少。其发病机制尚未完全阐明。近40多年来，对ITP血小板相关抗体的研究，证实该病是一组与自身免疫有关的疾病。

（一）血小板相关抗体

该病患者血小板存活期缩短是由于血清中存在破坏血小板的抗体所致。多数患者血小板表面可测到抗体，称为血小板相关免疫球蛋白（Ig），大多数为PAIgG。PAIgG升高与血小板数及血小板寿命呈负相关。

（二）与抗血小板抗体相应的靶抗原

慢性ITP患者的PAIgG性质未明。按分子质量分析可有两种组成：一种为单个IgG分子，即相当于7个sIgG，是真正的抗血小板抗体。它与血小板的结合方式通过IgG分子上的Fab片段结咎于血小板相关抗原部位，另一种为高分子质量部分，即相当于IgG免疫复合物，以循环免疫复合物形式由复合物中 IgG 分子上的 Fc 片段结合于血小板膜 Fc 受体上，系非特异性结合，可能是一种非特异性吸附于血小板膜上的血浆蛋白。

（三）抗血小板抗体产生的部位

形成 ITP 抗血小板抗体的重要器官在脾脏，骨髓和其他淋巴组织也有产生，皮质激素能抑制骨髓 IgG，但不能抑制脾细胞产生 IgG。在 ITP 患者中，NK 细胞的数目正常，但其活性存在缺陷，其活性的降低，与患者 T 细胞免疫功能的异常一起，导致了 B 细胞分泌抗体，从而引起了血小板的破坏。

（四）血小板破坏的方式和场所

血小板相关抗体与相关抗原特异性结合，使血小板阻留在脾脏而加速破坏。

（五）巨核细胞的改变

多数慢性 ITP 患者的血小板生成率可升高，可达正常的 3 倍，甚至 8 倍，外周血中出现幼稚型血小板。病情严重患者，血小板更新率降低，可能是血小板和巨核细胞具有相同的抗原性，血小板相关抗体也能与巨核细胞结合，致使巨核细胞也发生病变，导致血小板的生成发生障碍。

急性 ITP 病因未明，一般发病前 1~3 周常有急性呼吸道感染或其他诱发因素，常见有原因不明的病毒感染，如水痘、风疹、麻疹，细菌性感染（如幽门螺杆菌）或新近预防接种等。

急性 ITP 的发病机制也尚未阐明，可能是由于病毒抗原吸附于血小板表面，使血小板成分的抗原发生改变，并与由此产生的相应抗体结合；或者是由于免疫复合物与血小板结合，导致血小板破坏，血小板寿命缩短，严重者血小板寿命仅数小时。

二、临床表现

（一）起病

急性型以儿童为多见，大多数在发病前有上呼吸道感染或病毒感染史。慢性型以青年和中年妇女为多见，病程迁移数年以上。

（二）出血症状

皮肤和黏膜出血为主要症状。病灶为分布不均、大小不等的瘀点和瘀斑，通常先出现于四肢，尤以下肢多见，躯干次之，可有鼻出血、牙龈出血、口腔黏膜和眼结膜下出血，严重者可有消化道、泌尿道出血。女性患者可能以月经量过多或子宫出血为主要表现。急性型出血程度较为严重，大多数半年内好转，慢性型反复发作，持续数周或数月。

（三）体征

有轻度脾大。因出血过多，持续过久可能有贫血体征。

三、治疗原则

（一）肾上腺皮质激素

为治疗 ITP 的主要药物。首选为泼尼松或大剂量地塞米松。丙种球蛋白用于 ITP 的紧急治疗及不能耐受肾上腺皮质激素的患者。

（二）脾脏切除

脾脏切除前，必须对 ITP 的诊断做出重新评价，建议检测血小板抗体和血小板生成素（TPO）水平。脾脏切除的指征：①经皮质激素治疗 6 个月以上无效者；②有使用糖皮质激素禁忌证；③泼尼松治疗有效，但维持剂量大于 30 mg/d。

（三）其他免疫抑制药疗法

如促血小板生成药物（重组人血小板生成素、艾曲波帕、罗米司亭）、抗 CD20 单克隆抗体（利妥昔单抗）、环孢素、达那唑、全反式维 A 酸、长春新碱、环磷酰胺、硫唑嘌呤等。另外有研究发现，血浆置换及造血干细胞移植术法也具有良好的疗效。

（四）一般支持疗法

对急性出血严重者应注意休息，防止各种创伤及颅内出血，可输注血小板，还可静脉输注丙种球蛋白和（或）甲泼尼龙和（或）促血小板生成药物。其他治疗措施包括停用抑制血小板功能的药物、控制高血压、局部加压止血、口服避孕药控制月经量过多，以及应用纤溶抑制药（如氨甲环酸、氨基己酸）。还可使用重组人活化因子Ⅶ。

（五）中西医结合治疗

有研究发现，中西医结合治疗 ITP 能提高疗效、减少西药用量，又能避免激素、脾切除及免疫抑制药等治疗的不良反应。

四、常见护理问题

（一）潜在并发症：出血

1. 相关因素

与血小板破坏增多有关。

2. 临床表现

（1）鼻、牙龈、尿路、消化道和皮下出血。

（2）尿、便有隐血试验阳性。

（3）穿刺部位有出血，如静脉、骨髓穿刺部位等。

（4）颅内出血时有头痛、呕吐、视物模糊、意识障碍等。

3. 护理措施

（1）血小板计数小于 $50 \times 10^9/L$ 时，实施预防出血的措施。

（2）当患者血小板计数小于 $20 \times 10^9/L$ 时，指导患者卧床休息。若出现头痛、眼前发黑、心悸等症状时应及时通知医护人员。

（3）尽量避免肌内注射和皮下注射。必须注射时应选择较细的针头，采血时避免止血带扎得过紧、过久，动作轻快，以免增加出血点，各种穿刺点延长按压时间 10~15 min，并观察穿刺部位的渗血情况。

（4）监测生命体征的变化，测血压时袖带不宜充气过多。

（5）监测血常规和凝血各项指标。对患者与家属解释血小板的功能、正常计数、预防出血的基本原理。女性患者应注意月经量。

（6）做任何护理时，动作要轻柔。

（7）加强病房巡视，观察患者皮肤出血点或瘀斑数量、大小和颜色的变化，以及鼻黏膜和牙龈情况，尤其是在增加药物剂量之后。

（8）遵医嘱给予输注血小板。

（9）指导患者：①使用软毛牙刷和非磨损性的牙膏；②检查牙龈有无渗血；③大便时不要过度用力，要养成按时排便的习惯；④不要用力擤鼻涕、咳嗽和打喷嚏，以防出血；⑤应使用电动剃须刀，忌用刀片；⑥避免情绪激动、避免碰撞和外伤等；⑦禁挖鼻孔、牙签剔牙、用力搔抓皮肤等；⑧嘱其着柔软宽松棉质内衣，避免过紧。

（二）知识的缺乏

1. 相关因素

（1）患者对此疾病的知识不了解。

（2）患者缺乏知识来源。

（3）患者文化程度低。

2. 临床表现

（1）紧张、恐惧、入睡困难等。

（2）患者对疾病的预后有顾虑。

3. 护理措施

（1）让患者和家属了解治疗与护理计划的内容。

（2）告诉患者禁忌饮酒的必要性。

（3）避免外伤，为患者营造良好的住院环境，尽可能避免不良刺激的影响。

（4）教会患者根据血小板计数选择相应的活动计划。

（5）通过介绍效果较好的成功例子，增强患者战胜疾病的信心，减轻恐惧感。

（三）活动无耐力

1. 相关因素

（1）血小板数低下。

（2）贫血。

2. 临床表现

（1）患者活动后感觉心悸、气急、乏力。

（2）记忆力衰退，睡眠不稳。

3. 护理措施

（1）与患者共同制订日常活动计划，做到有计划地适量活动。

（2）指导患者有效的活动，完成所需要的活动量。

（3）不能下床活动的患者，可在护士的指导下进行床上健身活动或按摩。

（4）遵医嘱给予输注血制品。

（5）因病情不允许活动的患者，护士要给予更多的关心，多与其交谈，不要使患者感到孤独。

（四）潜在危险：感染

1. 危险因素

与大剂量使用肾上腺皮质激素有关。

2. 临床表现

（1）体温异常，咽痛和咳嗽。

（2）口腔、肛周黏膜改变。

（3）中心静脉置管处皮肤红、肿、热、痛，甚至有破溃。

3. 护理措施

（1）经常开窗通风，保持空气流通，限制探视人员人数和探视时间，紫外线消毒病房每天1次。必要时患者住单人病房，避免交叉感染。

（2）调整合理饮食结构。多进高蛋白、高热量、易消化软食。

（3）遵医嘱合理应用抗生素的同时，严格按照无菌操作规程，做好中心静脉置管的护理。

（4）加强饭后替硝唑漱口，便后用1∶5000高锰酸钾溶液坐浴，预防口腔和肛周感染。

（5）加强个人卫生，饭前便后洗手，女患者尤其注意会阴部护理。

（6）注意保暖、预防感冒，密切观察体温变化。

（7）少去公共场所。

（五）有损伤的危险：血制品反应

1. 危险因素

输入血液成分。

2. 临床表现

发热、寒战、荨麻疹、肾区疼痛、血尿等。

3. 护理措施

（1）输入血制品前遵医嘱应用抗过敏药物，如地塞米松或异丙嗪等。

（2）当发生输血反应时，立即停止输血→通知医师→安慰患者→遵医嘱予以对症处理→如有寒战加盖棉被等。

（六）潜在并发症：化疗药物的不良反应

1. 相关因素

与抗 CD20 单克隆抗体（利妥昔单抗）等药物的不良反应有关。

2. 临床表现

利妥昔单抗一般耐受性良好，大多数患者在首次使用时出现轻度至中度的输液相关反应，包括发热、畏寒、乏力、恶心、头痛、皮肤瘙痒和皮疹等。严重时甚至出现过敏性休克、喉头水肿等。

3. 护理措施

（1）首次使用该药物时，从较低速度开始，如果患者没有特殊不适，以后每 30 分钟增加 1 倍的速度，通常加到初速度的 4 倍后就不再继续提高。严格控制滴速，加强巡视，若有异常，立即汇报医师。

（2）输注该药物前，遵医嘱使用抗组胺药和皮质激素。

（3）监测患者生命体征的变化。

五、健康教育

（1）避免诱发血小板减少的原因，如避免情绪紧张，保持积极乐观态度；避免受凉感冒，禁服引起血小板减少的药物等。

（2）不要滥用药物，特别是对血小板有损伤作用的药物。遵医嘱按时服药，不可自行减量或者突然停药，否则会出现反跳现象。

（3）女性患者应注意行经期的卫生，并观察月经量。

（4）每 1~2 周门诊复查一次，为期 1 年，并注意按时服药，出现出血征象时应及时就医。

（5）避免外伤和剧烈活动。

（6）衣服宜宽松，着柔软棉质内衣，勿食用坚硬、粗糙、有刺的食物。

（7）注意劳逸结合，根据血小板计数制订相应的活动量。血小板计数小于 $50×10^9/L$ 时，勿进行强体力劳动。血小板计数小于 $20×10^9/L$ 时，必须卧床休息。

第九章　糖尿病的诊疗及护理

糖尿病是一组由于胰岛素分泌缺陷和（或）其生物效应降低（胰岛素抵抗）引起的以高血糖为特征的慢性、全身性代谢性疾病。慢性高血糖将导致人体多组织，尤其是眼、肾、神经及心血管的长期损害、功能不全和衰竭。

（一）病因

糖尿病按病因可分为四大类型：1 型糖尿病，2 型糖尿病，其他特殊类型，妊娠期糖尿病。

（二）发病机制

1.1 型糖尿病

病因与发病机制主要是以易感人群为背景的病毒感染、化学物质所致的胰岛 B 细胞自身免疫性炎症使 B 细胞破坏和功能损害，导致胰岛素分泌缺乏。

（1）遗传因素：1 型糖尿病病因主要为 HLA－Ⅱ中 DQ 和 DR 的编码基因。1 型糖尿病患者中的单卵双生糖尿病发生的一致率为 30%~50%。同卵双生子随时间延长，其 B 细胞自身免疫反应的一致性约为 2/3。尤其对于儿童期发病的 1 型糖尿病患者，发病时的年龄越小，则遗传因素在发病中所起的主导作用越大。

（2）免疫因素：目前认为 1 型糖尿病是一种免疫调节性疾病。它与Ⅱ类抗原及自身免疫疾病有关；可同时伴发其他自身免疫性疾病；在糖尿病发病前后的血清中存在自身免疫性抗体，如胰岛素抗体（IAA）、谷氨酸脱羧酶抗体（GAD 抗体）、胰岛细胞抗体（ICA）、酪氨酸磷酸酶蛋白抗体（ICA512、IA-2）等。

（3）环境因素：环境因素在具有遗传易感性的人群中可能促进或抑制其自身免疫反应。环境因素中的病毒感染、特殊化学物质以及可能的牛奶蛋白、生活方式及精神应激等与 1 型糖尿病发病的关系较密切。与 1 型糖尿病发病有关的病毒有风疹病毒、巨细胞病毒、柯萨奇 B_4 病毒、腮腺炎病毒、腺病毒及脑炎心肌炎病毒等。

2.2 型糖尿病

是多基因疾病，有明显的遗传异质性，并受到多种环境因素的影响，其发病与胰岛素抵抗和胰岛素分泌的相对性缺乏有关，两者呈不均一性。

（1）遗传因素：家系调查发现 2 型糖尿病 38% 的兄妹和 1/3 的后代有糖尿病或糖耐量异常（IGT）。对 2 型糖尿病双胞胎研究发现 58% 有糖尿病，追踪 10 年其余大部分人也发生糖尿病，单卵双生的发病率为 70%～80%。目前认为，与 2 型糖尿病有关的遗传基因有胰岛素受体底物-1 基因、解偶联蛋白 2 基因、胰高血糖素受体基因、β_3 肾上腺素受体（AR）基因、葡萄糖转运蛋白基因突变、糖原合成酶基因等。

（2）环境因素与生活方式改变：有糖尿病遗传易感性的个体并不一定都会发生糖尿病。环境因素在 2 型糖尿病的发生发展中起重要作用，这些环境因素包括人口老龄化、都市化生活、肥胖、饮食不合理、体力活动减少、吸烟、化学毒物、应激等。"节约基因型"的假说认为在贫困和强体力劳动的条件下，体内的营养物以脂肪方式储存而节约下来，以备在饥荒时利用。但当人类进入现代社会后，由于生活方式改变，体力活动减少，热卡供应充足或过剩，节约基因便成为肥胖和 2 型糖尿病的易感基因。

（3）胰岛素抵抗：是指正常量的循环胰岛素产生低于正常的生物学反

应。其机制是胰岛素信号转导系统的功能障碍。①受体前障碍，主要是血胰岛素抗体的产生；②受体障碍，指各种原因造成的受体数量、结构和功能的破坏；③受体后障碍最常见，包括胰岛素信号转导系统中各信号分子的数量、结构和功能的破坏。肥胖者胰岛素抵抗，内脏型肥胖更易发生。外周靶组织胰岛素受体减少；葡萄糖氧化或非氧化利用障碍；胰岛素对肝糖产生的抑制作用降低；非酯化脂肪酸代谢增高可影响葡萄糖的利用。

二、临床表现

糖尿病系慢性进行性疾病，除 1 型糖尿病起病可较急，2 型糖尿病一般起病缓慢，常在早期无症状或症状轻微，不易察觉，至症状出现或临床确诊时已有数年或数十年病史，有部分患者则以并发症起病，如心脑血管疾病等。

（一）自然病程和临床阶段

1. 1 型糖尿病

（1）多在青少年期起病。

（2）胰岛 B 细胞破坏的程度和速度相差甚大。

（3）青少年常以糖尿病酮症酸中毒为首先表现；青春期在应激下迅速转变为严重高血糖和（或）酮症酸中毒。

（4）出现临床症状时 B 细胞功能已显著低下，糖负荷后血浆胰岛素及 C 肽浓度也无明显升高，依赖于外源胰岛素的补充，且对胰岛素敏感。

2. 2 型糖尿病

（1）多为 40 岁以上成年人和老年人。

（2）多肥胖。

（3）起病缓慢，病情轻，无代谢紊乱症状，或体检或出现并发症时才被诊断。

（4）B 细胞储备功能常无明显低下，无应激、无酮症倾向，可不依赖外源胰岛素。

（5）胰岛 B 细胞功能逐渐减退，为改善血糖，也需胰岛素治疗，但常对外源胰岛素不敏感。

（二）代谢紊乱症状

1. 典型症状

"三多一少"即多饮、多食、多尿、体重下降。1 型糖尿病起病时症状常较明显，2 型糖尿病起病常隐匿、缓慢，症状轻或没有症状。

2. 其他症状

2 型糖尿病多见。

（1）反应性低血糖。

（2）皮肤瘙痒、女性外阴瘙痒。

（3）四肢酸痛、麻木、性欲减退、月经失调、便秘、顽固性腹泻、视力障碍等，此类症状多与自主神经功能紊乱、糖尿病并发症有关。

（三）急性并发症

1. 糖尿病酮症酸中毒（diabetic ketoacidosis，DKA）

任何加重胰岛素绝对或相对不足的因素均可成为 DKA 的诱因。常见的诱因是：①感染是导致 DKA 最常见的诱因，以呼吸道、泌尿道、消化道的感染最为常见，下肢、会阴部及皮肤感染常易漏诊，应仔细检查。②胰岛素使用不当，突然减量或随意停用或胰岛素失效，亦有因体内产生胰岛素抵抗而发生 DKA 者。③饮食失控，进食过多高糖、高脂肪食物或饮酒等。④精神因素，精神创伤、过度激动或劳累等。⑤应激、外伤、手术、麻醉、妊娠、脑卒中、心肌梗死、甲状旁腺功能亢进及应用肾上腺皮质激素治疗也可引起

DKA。⑥原因不明，据统计10%~30%的患者以DKA式突然发病，无明确诱因可查。糖尿病本身症状加重，多尿、多饮明显，乏力、肌肉酸痛、恶心、呕吐、食欲减退等，亦可有上腹痛。腹肌紧张及压痛，似急腹症，甚至有淀粉酶升高，可能由于胰腺血管循环障碍所致。由于酸中毒，呼吸加深加快，严重者出现Kussmaul呼吸，这是由于酸中毒刺激呼吸中枢的化学感受器，反射性引起肺过度换气所致。呼气中有烂苹果味为DKA最特有的表现，神经系统可表现为头晕、头痛、烦躁，病情严重时可表现为反应迟钝、表情淡漠、嗜睡、昏迷。查体可见：皮肤弹性减退、眼眶下陷、黏膜干燥等脱水征，严重脱水时可表现为心率加快，血压下降、心音低弱、脉搏细速，四肢发凉，体温下降，呼吸深大，腱反射减退或消失、昏迷等。

2. 高渗性非酮症性高血糖性昏迷（HNKHC）

患者多饮、多尿和口渴加重，但也可只有多尿而无口渴和多饮者。随着病情加重，经过1~2周可出现意识障碍和昏迷，最后可发展为休克和急性肾衰竭。本病体征为体重减轻、眼球凹陷、皮肤干燥、弹性差，血压偏低和脉细速。与其他原因引起的休克不同的是患者由于严重失水而无出冷汗。随着脱水程度的加重，逐渐出现中枢神经系统损害的症状和体征。

3. 乳酸性酸中毒（lactic acidosis）

起病较急，有深大呼吸（不伴酮臭味）、神态模糊、嗜睡、木僵、昏迷等症状，可伴恶心、呕吐、腹痛。缺氧引起者有发绀、休克及原发病表现。血乳酸浓度是诊断乳酸性酸中毒的特异性指标，患者血乳酸浓度≥5 mmol/L，有时可达35 mmol/L。

（四）慢性并发症

1. 大血管并发症

（1）心血管：可发现为胸闷、活动后气促、心绞痛，严重者可表现为心力衰竭、心肌梗死、心律失常，甚至猝死。心界可扩大，心率增快或固定，心音可低钝，可出现心功能不全的表现：颈静脉充盈，端坐呼吸，口唇发绀，肝脾大，下肢水肿。

（2）脑：可有失语、神志改变、肢体瘫痪等定位体征，伴脑萎缩者可表现为智力下降、记忆力差、反应迟钝等。脑血管病变者可表现定位体征及神志改变。

（3）下肢：可有小腿及足部发凉、软弱、困倦、行路不能持久、行路乏力感加重，休息 2~3 min 后即消失，以后可出现间歇性跛行。在行走一段路程后，小腿腓肠肌、足部酸痛或痉挛性疼痛，如继续行走，疼痛加重，故被迫停步；或稍休息后，疼痛能缓解。随病变进展，可出现静息痛，肢体疼痛等在安静休息时出现，持续性或间歇性加重，严重时出现昼夜持续疼痛与感觉异常。患侧下肢皮肤温度可降低，皮肤颜色改变，动脉搏动减弱或消失，下肢溃疡、坏死。

2. 微血管并发症

（1）糖尿病肾病（DN）：可分为五个阶段（五期）。

第一期：高灌注期——表现为肾小球滤过率（GFR）增加，肾小球高灌注、肥大，此期可无临床表现。

第二期：微量白蛋白期——发生在糖尿病起病后 2~3 年，无明显临床表现，仅在运动后可出现微量白蛋白尿，尿白蛋白排泄率（UAER）多在正常范围或呈间歇性升高（如运动后），30~300 mg/d（20 μg/min）。病理学表现为肾小球系膜细胞增生、肾小球硬化和基膜增厚。

第三期：临床蛋白尿期——发生在糖尿病起病后 5~7 年。尿中白蛋白排泄增多，尿中白蛋白排泄率（UAER）持续在 20~199 μg/min，若>300 mg/d（200 μg/min）为临床白蛋白尿，在这一阶段 GFR 常是正常的或轻度升高，干预治疗能逆转白蛋白尿，阻止或延缓肾病的进展。

第四期：明显糖尿病肾病期，以蛋白尿为特征。可伴高血压、水肿，甚至肾病综合征样表现，GFR 正常或轻微降低，UAER > 200 μg/min（300 mg/d）。干预治疗能延缓但不能逆转肾衰竭的进展，一般不给予干预治疗，肾小球滤过率（GFR）每月可下降 1 mL。如伴有高血压或吸烟，肾小球滤过率下降会更快。

第五期：终末期肾病——发生在糖尿病起病后 20~40 年。伴 GFR 持续降低和血压升高，肾衰竭。

第一至三期一般无明显临床表现，第四期后可表现为蛋白尿、水肿、高血压、肾功能减退及肾小球滤过率改变等。

（2）糖尿病眼部病变：糖尿病视网膜病变（diabetic retinopathy，DR）是重要的致盲眼病之一。在失明的糖尿病患者中 85% 左右是由 DR 引起，DR 的发生与病程相关。DR 致盲的直接原因主要是玻璃体积血，占盲眼总数的80.5%。DR 早期为良性病变，主要为视网膜小静脉扩张和微血管瘤，随后可出现视网膜出血、水肿、微血栓、渗出等病变，后期为增生性病变。糖尿病对眼部的影响除视网膜外，尚可引起白内障、虹膜新生血管、脉络膜炎、全葡萄膜炎、虹膜色素上皮细胞肿胀、松懈，以致引起色素脱落现象、青光眼、角膜内皮细胞构型紊乱、角膜水肿、玻璃体积血、浑浊等。

（3）糖尿病心肌病：心脏微血管病变和心肌代谢紊乱可引起心肌广泛灶性坏死等损害；亦可诱发心力衰竭、心律失常、心源性休克和猝死。

3. 糖尿病神经病变

是糖尿病最常见的慢性并发症之一，病变可累及中枢神经和周围神经，后者尤为常见，给患者带来严重的不适和痛苦。

（1）感觉神经病变：患者感觉异常、蚁走感、烧热感。感觉过敏，呈手套或袜套样感觉，感觉减退或有麻痛、刺痛、烧灼等感觉。症状以夜间为重，四肢裸露可使症状减轻。此型神经病变一般呈进行性发展。

（2）运动神经病变：以一侧大腿出现严重的疼痛多见，患者的糖代谢控制往往不佳，一些患者双侧远端运动神经同时发病，伴迅速进展的肌无力与肌萎缩。

（3）急性痛性神经病变：患者主诉泛发性肢体或躯干疼痛，常伴有明显的肌无力，有些患者呈神经病性恶病质。

（4）局限性单神经病变：主要与神经受压迫（如糖尿病足、糖尿病性腕管综合征、僵硬性关节病等）和神经血管闭塞有关。单神经病几乎可累及所有的外周和中枢脑神经纤维，如第Ⅲ对脑神经受累时导致眼肌麻痹，伴眼球疼痛和眼睑下垂，但瞳孔对光反射正常。

4. 感染

糖尿病常见感染有疖、痈等皮肤化脓性感染；败血症和脓毒血症；皮肤真菌感染（体癣、足癣、甲癣）。真菌性阴道炎和前庭大腺炎，多为白色念珠菌感染，外阴瘙痒、白带过多可作为糖尿病的首发症状。男性外生殖器白色念珠菌感染导致龟头皮炎，膀胱炎和肾盂肾炎常见于女性患者；合并肺结核者高于非糖尿病人群，有渗出干酪样变，易形成空洞。病情进展快，下叶病灶较多见。

（五）糖尿病实验室检查

1. 尿

①尿糖测定：为诊断重要线索，不能作为诊断依据，受肾糖阈的影响；②尿酮体：新发病者阳性提示 1 型糖尿病；对 2 型糖尿病或正接受治疗者，阳性提示疗效不满意或出现重要的合并症。

2. 血浆葡萄糖测定

测定空腹血糖（FPG）或餐后血糖（PPG）。血糖升高是目前诊断糖尿病的主要依据，评价疗效的主要指标：正常范围为 3.9~6.1 mmol/L（毛细血管血糖仪观测值较之空腹或餐后 3 h 相仿，餐后 1~2 h 略高 5%~10%）。血糖测定也是判断糖尿病病情和控制情况的主要指标。

3. 糖化血红蛋白 A_1 测定

为血糖的监测指标，诊断的辅助指标，反映 8~12 周血糖总水平。GHBA$_1$ 是血中葡萄糖或磷酸葡萄糖等与血红蛋白中 2 个 b 链的 N-端氨基酸发生综合反应的产物。GHBA$_1$ 有 a、b、c 三种，其中以 HbAlc 为主，正常时，占血红蛋白总量的 8%~10%。

4. 血果糖胺测定

长期高血糖可使血中糖与蛋白质形成果糖胺，它反映 2~4 周血糖水平，正常参考值为（1.56±0.64）mmol/L。

5. 胰岛自身抗体测定

包括谷氨酸脱羧酶抗体（GAD 抗体）、胰岛细胞抗体（JCA）、胰岛细胞表面抗原抗体（ICSA）、胰岛素抗体（IAA）、酪氨酸磷酸酶抗体 2 和 2β（IA2，IA2β-Ab）。其临床意义为：是自身免疫性糖尿病的诊断依据；1 型糖尿病的协助诊断、预报；一级亲属和高危人群的预防。

6. 口服葡萄糖耐受试验（OGTT）

适应证为血糖高于正常范围，未达诊断糖尿病标准者。

（1）不限饮食、正常活动，2~3 d 后清晨进行。

（2）OGTT 在清晨进行。WHO 推荐成人口服 75 g 无水葡萄糖或 82.5 g 含一分子水的葡萄糖，溶于 250~300 mL 水中，5 min 内饮完，2 h 后再测静脉血浆糖量。儿童按每千克体重 1.75 g 计算，总量不超过 75 g。

（3）试验前禁食至少 10 h，可饮水。

（4）取空腹血，5 min 内饮葡萄糖粉的水溶液 250~300 mL，分别于服糖后 30 min、1 h 和 2 h 取血，测血糖。

7. 静脉注射葡萄糖耐量试验

适用于胃切除术后、胃空肠吻合术后及吸收不良综合征者。

8. OGTT-胰岛素（或 C 肽）释放试验

OGTT 同时测定胰岛素释放试验，了解胰岛 B 细胞功能，帮助分型、判断病情及指导治疗。

（1）正常人空腹基础胰岛素浓度为 5~20 mU/L，服糖后 30~60 min 达峰值，为基础值 5~10 倍，3~4 h 后降至基础水平。

（2）1 型糖尿病时呈低平曲线。

（3）2 型糖尿病早相分泌降低，晚相分泌（2 h、3 h）绝对值升高、下降或分泌绝对缺乏。

9. C 肽释放试验

C 肽和胰岛素以等分子质量由胰岛 B 细胞生成和释放，肝脏摄取 C 肽少（<10%），半衰期长（10~13.5 min），外周血 C 肽浓度为胰岛素 5~10 倍，且不受外源胰岛素影响，可较准确反映 B 细胞功能。

10. 其他

（1）血脂谱：测定血三酰甘油、总胆固醇、低密度脂蛋白胆固醇、高密度脂蛋白胆固醇值。

（2）尿微量白蛋白排泄率。

三、诊断

（一）诊断标准和分类（1999，WHO）

如有明显糖尿病的"三多一少"症状，当其随机测定的血糖值大于 11.1 mmol/L（200 mg/dl），禁食 8 h 后所测定的 FBG 大于 7.0 mmol/L（126 mg/dl），口服 75g 葡萄糖后（OGTT）、2 h PBG 大于 11.1 mmol/L

（200 mg/dl），以上三条，单独符合一条，均可作为诊断依据和标准。但要求在第一次测定后，隔一段日期，再用以上任一方法重复检查，若结果仍符合诊断标准时，即可确诊。

（二）糖尿病的诊断

分为四步：第一，按 WHO 标准确立是糖尿病还是 IGT。第二，如为糖尿病应区分是 1 型（包括 LADA）、2 型［包括青少年的成人起病型糖尿病（MODY）］、继发性或其他特殊类型的糖尿病（包括遗传性代谢综合征和妊娠糖尿病等）。第三，要明确有无急、慢性并发症，如酮症酸中毒、非酮症性高渗性昏迷、急性冠脉综合征、糖尿病性视网膜病变、肾脏病变及神经病变等。慢性并发症（如微血管病变）要明确分类及分期（如视网膜病变、肾脏病变等）。第四，要注明同时存在的合并症，如合并妊娠（生理性）、Graves病（自身免疫性）或肝肾疾病（与治疗决策和预后等有关）等。

四、治疗

糖尿病是终身性疾病，其病情的变化与患者的饮食、运动、情绪等明显相关。循证医学研究表明，严格控制血糖是预防慢性并发症的最有效措施。糖尿病治疗目标：纠正代谢紊乱，消除症状；维持良好营养状况、提高患者生活质量与工作能力；保障儿童正常生长发育；防止急性代谢紊乱，预防和延缓慢性并发症的发生和发展，延长寿命、降低病死率。糖尿病治疗原则：早期治疗，长期治疗，综合治疗，个体化治疗。糖尿病治疗内容包括：①糖尿病知识教育及心理教育；②饮食治疗；③运动治疗；④药物治疗；⑤糖尿病自我监测及自我保健等。

（一）糖尿病知识及心理教育

糖尿病教育的对象不仅仅是患者，还应该包括患者家属及专科医师、护士、营养师和基层非糖尿病专科医师。通过对糖尿病基础知识的学习，掌握糖尿病病因，影响病情的因素、病情控制的方法，取得患者和家属的自觉配合，充分发挥患者的主观能动性，保证长期治疗方案的严格执行。

(二) 饮食治疗

饮食治疗的目的是维持标准体重，纠正已发生的代谢紊乱，使患者血糖、血脂达到正常标准，减轻胰岛 B 细胞负担。在实际工作中，因人而异控制饮食量 (每天总热卡摄入)。长期维持合理的饮食结构，既能保证患者的生活质量又能恰当地控制饮食，鼓励患者多进食富含纤维的膳食，尤其对于肥胖患者，减少高脂肪食物的摄入是维持代谢平衡的重要手段之一。饮食控制不能采取禁吃等强制性措施，否则会使患者对生活失去信心，降低生活质量，反而影响血糖控制。

(三) 运动治疗

运动可以降低体重，改善胰岛素抵抗及糖、脂代谢；促进血液循环，改善心肺功能。运动治疗的原则是因人而异、循序渐进和长期坚持。鼓励患者根据自身的实际情况，适当增加运动量。运动形式包括行走、慢跑、爬楼梯、游泳、骑自行车、跳舞、打太极拳等有氧运动。每周至少 5 次，每次 30 min 以上。运动强度必须对肌肉达到一定的刺激强度 (一般起码为 60% 的中等强度)，运动时脉率 (次/分) = 170-年龄 (岁) 较为合适，但对于 1 型糖尿病伴急性并发症或年龄过大伴有急性心脑血管事件的患者应禁止运动。

(四) 药物治疗

(1) 口服降糖药：可分为主要以促进胰岛素分泌为主要作用的药物 [磺脲类、格列奈类、二肽基肽酶 IV (DPP-4) 抑制剂] 和通过其他机制降低血糖的药物 [双胍类、噻唑烷二酮类 (TZDs)、α-糖苷酶抑制剂]。磺脲类和格列奈类直接刺激胰岛 B 细胞分泌胰岛素；DPP-4 抑制剂通过减少体内胰高血糖素样肽-1（GLP-1）的分解而增加 GLP-1 浓度并进而促进胰岛 B 细胞分泌胰岛素，双胍类的主要药理作用是减少肝脏葡萄糖的输出；TZDs 的主要药理作用为改善胰岛素抵抗；α-糖苷酶抑制剂的主要药理作用为延缓糖类在肠道内的消化吸收。

（2）胰岛素治疗：是控制高血糖的重要手段。1 型糖尿病患者需依赖胰岛素维持生命。2 型糖尿病患者当口服降糖药效果不佳或存在口服药使用禁忌时，仍需使用胰岛素，以控制高血糖并减少糖尿病并发症的发生风险。在某些时候，尤其是病程较长时，胰岛素治疗可能是最主要的，甚至是必需的控制血糖措施。

使用药物时要注意其适应证和禁忌证。磺脲类药物不宜用于下列情况：①严重肝肾功能不全；②非酮症高渗性昏迷、酮症酸中毒；③严重急性感染、大手术及创伤时宜用胰岛素治疗；④糖尿病妊娠和哺乳期。老年人应用时，剂量不宜过大，避免发生低血糖。同时，使用磺脲类药物的患者应禁酒，因为乙醇可诱发或加重空腹时磺脲类的降糖作用，发生低血糖。双胍类药物不能用于下列情况：①酮症酸中毒、非酮症高渗性昏迷、乳酸性酸中毒等急性并发症者；②严重肝肾功能不全者，严重贫血、缺氧、心力衰竭、酗酒、慢性严重肝病的患者；③感染、手术等应激情况、严重高血压、明显的视网膜病、进食过少的患者；④妊娠、哺乳期妇女。噻唑烷二酮类药物主要在肝脏代谢，通过粪便和胆汁排泄，其代谢产物经尿液排泄，故肝功能损害患者慎用；肾功能受损患者无须调整剂量；噻唑烷二酮类药物易引起水肿、诱发心力衰竭，对于心功能不全、心力衰竭及贫血的患者应禁用。临床用胰岛素治疗的主要适应证有：①1 型糖尿病；②2 型糖尿病口服药无效；③妊娠期糖尿病；④糖尿病并发急性代谢紊乱，如酮症酸中毒、高渗性昏迷、乳酸性酸中毒；⑤合并严重慢性并发症、肝肾功能不全；⑥应激情况下，如大中型手术、外伤、严重感染等；⑦营养不良，如显著消瘦、合并肺结核、肿瘤等消耗性疾病；⑧继发性糖尿病：胰源性（坏死性胰腺炎、胰腺切除术后等）糖尿病、肝源性糖尿病等；⑨迟发型自身免疫型糖尿病。

（五）胰腺移植与胰岛移植

胰腺移植已被应用于治疗 1 型糖尿病，随着外科技术提高和免疫抑制方法的改进以及对排斥反应的认识，使得胰腺移植的存活率有明显提高。胰岛移植较胰腺移植简单，是一种较为先进的符合生理的治疗方法。胰岛移植不仅能治疗 1 型糖尿病，而且能避免糖尿病性各种微血管病变的发生、发展和纠正糖代谢紊乱。胰岛供体主要来源于成人或胎儿胰岛。由于移植涉及免疫排斥、移植存活等问题，目前仍然在进一步的探讨中。

（六）糖尿病自我监测及自我保健

糖尿病是一种终身性疾病，糖尿病自我监测及自我保健对于糖尿病并发症的预防有着极为重要的意义。应让患者认识血糖控制的重要性以及血糖控制不良的严重后果，使患者正确掌握饮食治疗和自己调整食谱的基本技能；患者能自己观察病情变化，自我监测血糖，并能根据结果进行必要的饮食调整。要注意及时复诊，定期检查眼底、血压、心电图、尿白蛋白等，了解有无并发症发生。

五、常见护理问题

（一）营养失调：低于机体需要量

1. 原因

与胰岛素分泌绝对或相对不足引起糖、蛋白质、脂肪代谢紊乱有关。

2. 护理措施

（1）饮食调节：应根据患者年龄、体重、工作性质来决定饮食量。坚持定时进餐，避免延迟或提早进食或不定量进餐，指导患者熟悉食物换算表，并加以应用。避免高脂饮食和摄入浓缩的糖类。定期测量体重以维持适当的体重。指导患者记录每天的进食量、服药量、运动量、血糖等情况。

①每天热量计算：按患者的性别、年龄、身高查表计算理想体重［理想体重（kg）= 身高（cm）−105］。然后，参照理想体重和活动强度计算每天所需总热量。成年人休息时每天每千克标准体重给予热量 105～125 kJ（25～30 kcal）；轻体力劳动者 125～146 kJ（30～35 kcal）；中体力劳动者146～167 kJ（35～40 kcal）；重体力劳动者 167 kJ（40～45 kcal）。儿童、孕妇、乳母、营养不良或有消耗性疾病者应酌情增加，肥胖者酌减，使患者体重维持在理想体重±5%。

②蛋白质、脂肪、糖类分配：饮食中蛋白质含量按成人每天每千克体重0.8～1.2 g 计算，儿童、孕妇、乳母、营养不良者或有消耗性疾病者可增至每天每千克体重 1.2～1.5 g；脂肪每天每千克体重 0.6～1.0 g；其余为糖类。按上述方法计算蛋白质占总热量的 12%～15%，脂肪占 25%～30%，糖类占50%～60%。

③三餐分配：按食物成分表将上述热量折算为食谱，三餐分配一般为1/5、2/5、2/5 或 1/3、1/3、1/3。三餐饮食内容要搭配均匀，每餐均有糖类、脂肪和蛋白质，且要定时定量，这样有利于减缓葡萄糖的吸收，增加胰岛素的释放。按此食谱食用 2～3 周后，血糖应当下降，若血糖没变化则应做必要的调整。此外，患者应禁酒。

（2）体育锻炼：根据年龄、体力、病情及有无并发症，指导患者进行长期有规律的体育锻炼。体育锻炼方式包括步行、慢跑、骑自行车、做健身操、打太极拳、游泳及做家务等有氧活动。活动时合适的强度为个体 50% 最大耗氧量。个体50%最大耗氧时的心率=0.5×（个体最大心率-基础心率）+基础心率，其中个体最大心率可用（170-年龄）粗略估计，基础心率可用早晨起床前测得的脉率估计。活动时间为20~40 min，可逐步延长，每天1次，用胰岛素或口服降糖药者最好每天定时活动；肥胖患者可适当增加活动次数。

（二）潜在并发症

1. 低血糖

（1）原因：与饮食和药物使用有关。

（2）护理措施：应指导患者早期发现症状，如盗汗、四肢无力、心跳加快、强烈的饥饿感等，一旦出现这些症状，应配合医师及时处理或急救，立即抽血测血糖，轻者进食或服单糖15g，15 min后复测血糖，神志不清者需静脉注射50%葡萄糖。在抽血测血糖及注射葡萄糖时，注意针头勿被葡萄糖沾染而影响血糖值。嘱患者外出时携带病情识别卡，卡上写明姓名、住址、病名及是否使用胰岛素。随身携带糖果，以备不时之需。

2. 糖尿病酮症酸中毒

（1）原因：与药物使用和应激反应有关。

（2）护理措施：①病情观察，在原有糖尿病临床表现基础上出现显著软弱无力、呼吸加速，呼气时有酮味（烂苹果样气味）、极度口渴、畏食、恶心、呕吐及意识改变者应警惕酮症酸中毒的发生。绝对卧床休息，安排专人护理，密切观察生命体征和意识状态，详细记录24 h出入量，及时抽查血糖、酮体和做血气分析。②迅速建立静脉通道，输入生理盐水和短效胰岛素，胰岛素用量为每千克体重每小时0.1 U。当血糖降至13.9 mmol/L时，可改用5%葡萄糖液加胰岛素（按每3~4 g葡萄糖加1 U胰岛素计算），补液速度先快后慢。③胃肠道补液：神态清醒者可口服白开水或淡盐水，昏迷患者需用鼻饲法注入。④纠正电解质及酸碱平衡紊乱。⑤注意患者安全，昏迷、躁动者病床应加栏杆保护；意识不清者每2 h应翻身1次，防止压疮发生；加强口腔护理，防止吸入性肺炎；注意鼻饲管及导尿管的护理，防止继发感染。

3. 感染

（1）原因：与抵抗力下降有关。

（2）护理措施：指导患者注意个人卫生，保持全身和局部清洁，尤其要注意保持口腔、皮肤和会阴部的清洁，做到勤洗澡和勤换衣。平时应注意观察有无发热和感染，以便及早处理。

4. 糖尿病足

（1）原因：与神经病变致感觉障碍、组织缺血及并发感染有关。

（2）护理措施：护理关键是预防皮肤损伤和感染。其措施包括每天进行足部皮肤的清洗、按摩。修剪指甲略成弧形，与脚趾等缘。鞋袜平整、宽松。动态观察足部皮肤颜色、温度、湿度的变化，检查有无水肿、皮损，足、足背动脉搏动，有无足部皮肤感觉障碍等情况，有表皮破溃时即时处理。

5. 糖尿病眼

（1）原因：与视网膜病变等有关。

（2）护理措施：当患者出现视物模糊时，应降低运动量，防止血压升高而引起眼底出血。保持大便通畅，以免用力排便而导致视网膜脱离。此外，还需加强日常生活中的协助和安全护理，以防意外。

六、健康教育

（一）心理指导

由于糖尿病患者在接受与面对糖尿病的诊断及治疗中，其思想情绪变化很大。心理学研究表明，人受到重大打击后的反应是有一定规律的。最初的反应是否认，拒绝接受现实。糖尿病患者开始否认患糖尿病这一事实，但长时间的拒绝接受这一事实，就会导致严重的心理障碍。

糖尿病患者在较复杂而长期治疗过程中，病情变化是不可避免的，随着病情的反复，患者易出现消极悲观的情绪。同时患者在接受治疗的过程中，因血糖控制不理想，易产生抑郁情绪。尤其是在血糖居高不下的情况下，会出现疲劳、嗜睡、精神不振、不愿活动等表现，更易产生消极甚至轻生心理。

糖尿病患者需要社会的关怀，应动员家庭的力量，给予关心、爱护。研究表明，在糖尿患者群中，抑郁症的发病率、复发率及持续时间都要高于普通人群。因此，对糖尿患者需要做好长期、细致的心理护理，要通过强化糖尿病关怀措施，对患者提供有效的糖尿病管理，包括采用整体教育的方式，使用电话随访给予咨询指导、采用问卷调查的形式帮助糖尿病患者及其家人提高对糖尿病的认识。加强自我保健意识，用平衡的心态接受治疗，满足糖尿病患者所需的生理、心理和社会的需要。

(二) 药物指导

教育患者按时按剂量服药，不可随意增量或减量。观察药物不良反应：磺脲类药物主要不良反应是低血糖反应，尤其多见于肝、肾功能不全和老年患者。其他不良反应有胃肠道反应、白细胞减少、贫血、皮肤瘙痒和皮疹，偶尔出现药物过敏。双胍类药最常见不良反应为食欲减退、恶心、呕吐、口干苦、金属味、腹泻等，偶有变态反应。因双胍类药物促进无氧糖酵解，产生乳酸，在肝、肾功能不全、休克或心力衰竭者易诱发乳酸性酸中毒，故这些患者应禁用双胍类药物，应密切观察患者血糖、糖化血红蛋白（GHB）、脂肪酸（FA）、尿糖、尿量和体重的变化，评价药物疗效和药物剂量。

1. 运用胰岛素的指导

胰岛素在微酸环境中稳定，基因重组的人胰岛素在中性环境中稳定，在高温环境中胰岛素易分解失去活性，所以胰岛素适宜在 2~8 ℃ 的环境中保存。注意胰岛素避免放置在电视机旁或阳光直射下，也不能将胰岛素放入冷冻冰箱中保存，防止胰岛素的冻结、变性。如乘飞机时，应将胰岛素携带于手提袋中，避免将胰岛素放入行李中托运。因为被托运的行李将被送入低于零点的货舱中。必须熟悉胰岛素的储存期：①未启瓶使用的胰岛素，宜放在2~8 ℃冰箱中，其有效期为2年。②开瓶使用过的胰岛素，应放在4 ℃冰箱中储存，1个月后应弃用。③开瓶使用过的胰岛素置于25 ℃室温环境中存放，胰岛素1个月失效。诺和灵胰岛素可保存6周。诺和笔芯胰岛素可保存4周。④诺和胰岛素笔在使用期间不能置于冷藏室中，宜在25 ℃的室温中存放。

胰岛素注射的方法和要求：胰岛素易被消化酶破坏，故仅供皮下注射或静脉注射。将胰岛素注入体内的方法包括注射器注射、喷射式注射、笔式注射以及胰岛素泵持续输注（简称CSII）等。

（1）注射器注射：应使用专用的一次性胰岛素注射器进行注射。将胰岛素注入疏松皮下组织（如腹壁、上臂外侧、大腿上端的前、外侧、臀部等处）。胰岛素注射应注意部位轮换，不同注射部位间轮换、注射部位的左右轮换、同一注射部位的区域轮换，在腹部、上臂、大腿外侧和臀部这四个区域之间的轮流注射称为"大轮转"。在每个部位内的小范围轮转称为"小轮转"。每次的注射点之间应相距1 cm，尽量避免在1个月内重复使用同一个注射点。避开红肿、硬结、瘢痕、炎症组织，以免影响胰岛素的吸收。胰岛素吸收的速度与注射部位有关，故早上可选用胰岛素吸收迅速的腹部作为注射部位，晚上则可选用吸收慢的腿部作为注射部位。这样，利用不同部位胰岛素吸收的速率不同来协助达到控制血糖波动的目的。

（2）喷射式注射：喷射式注射器是将胰岛素迅速地喷射形成一个"液体针"，直接穿过皮肤。喷射式注射需拆开煮沸，比较费时。同时，对体瘦者、儿童、老年人因皮下脂肪较少可导致机械性损伤，易出现皮下淤血。

（3）笔式注射：笔式注射器特点是携带方便、安全、简单、准确，越来越受到糖尿病患者喜爱，其注射的部位与注射器的方法相同。

（4）胰岛素泵：是一种给机体持续泵入胰岛素的装置，使胰岛素在体内的浓度更符合生理需要。胰岛素的吸收更稳定、更有预测性。

胰岛素注射的注意事项：注射胰岛素前 1 h 自冰箱取出升温后再用；短效胰岛素应在餐前 15~30 min 皮下注射；速效胰岛素在饭前即时注射。中效及预混胰岛素使用前需摇匀，手臂在 A 与 B 之间上下缓慢摇动 10 次，直至胰岛素呈白色均匀的混悬液。皮肤消毒需选用 75% 乙醇或消毒棉片，不用碘酊或聚维酮碘，而且要等乙醇挥发后再注射，如乙醇没干就注射，乙醇会从针眼带到皮下，引起疼痛。注射应保证在皮下进行，避免误入肌肉层，进针角度与皮肤成 45°（儿童或消瘦成年人）或 90°（正常体重或肥胖的成年人）。妊娠糖尿病者一般不推荐在腹部注射。快速进针后，拇指按压注射键缓慢匀速推注药液，注射完毕后针头在皮下停留 10 s。拔针后用干棉签按压 30 s 以上，不要揉或挤压穿刺点。要注意观察低血糖反应。静脉输注胰岛素时，生理盐水为最常用的胰岛素稀释溶液，可用于糖尿病酮症酸中毒或高渗性非酮症性昏迷，但应严格监测血糖，预防低血糖发生。

观察和预防胰岛素不良反应：①低血糖反应；②胰岛素过敏：主要表现为注射局部瘙痒、荨麻疹，全身性皮疹少见。血清病、过敏性休克等严重变态反应罕见。③注射部位皮下脂肪萎缩或增生，但临床少见。停止该部位注射后多可缓慢恢复。要经常更换注射部位，可防止注射部位组织萎缩或增生。

教会患者自我注射胰岛素的方法，了解胰岛素使用注意事项及不良反应。

2. 口服降糖药物的指导

按时按剂量服用口服降糖药，生活规律化，定时定量进餐，延迟进餐时，应进食少量饼干或水果补充。运动保持恒定，运动前适量进食或适当减少降糖药物的用量。经常测试血糖，教会患者识别低血糖反应的表现，掌握自救的方法。

（三）出院指导

健康教育内容包括：①认识糖尿病是终身性疾病，目前尚不能根治，必须终身治疗。②了解饮食治疗在控制病情、防治并发症中的重要作用。掌握饮食治疗的具体要求和措施，长期坚持。③了解体育锻炼在治疗中的意义，掌握体育锻炼的具体方法、不良反应及注意事项，特别是运动时鞋袜要合适，避免足损伤；外出时随身携带甜食和病情卡片以应急需；运动中如感到头晕、无力、出汗应立即停止运动。④了解情绪、精神压力对疾病的影响，指导患者正确处理疾病所致的生活压力。⑤学会正确注射胰岛素。知道药物的作用、不良反应及使用注意事项。⑥学会自我血糖监测，有便携式血糖测定仪者应向患者演示并说明血糖仪的使用方法，同时让患者了解血糖测定结果的意义及其评价。⑦生活规律，戒烟戒酒，注意个人卫生，每天做好足的护理，预防各种感染。⑧了解糖尿病治疗控制的要求，定期随访。一般每2~3个月复查糖化血红蛋白，以了解病情控制情况，及时调整用药剂量。每年定期全身检查，以尽早防治慢性并发症的发生、发展。